Inés Brock-Harder

STARKE BINDUNG TROTZ SCHWIERIGEM START

Inés Brock-Harder

STARKE BINDUNG TROTZ SCHWIERIGEM START

Belastende Erfahrungen
rund um die Geburt verarbeiten
für eine gelingende
Eltern-Kind-Beziehung

KÖSEL

Hinweis: Obwohl das Buch versucht, ressourcenorientiert zu sein und Lösungs- und Heilungsperspektiven aufzuzeigen, ist nicht auszuschließen, dass sich Leserinnen und Leser an dramatische Ereignisse rund um die Geburt erinnern, die in ihnen starke Gefühle auslösen.

MIX
Papier | Fördert gute Waldnutzung
FSC® C014496

Penguin Random House Verlagsgruppe FSC® N001967

Neumarkter Straße 28, 81673 München
produktsicherheit@penguinrandomhouse.de
(Vorstehende Angaben sind zugleich
Pflichtinformationen nach GPSR.)

Umschlaggestaltung: zero-media.net, München
Umschlagmotiv: © GettyImages / ljubaphoto
Redaktion: Ralf Lay
Satz: Satzwerk Huber, Germering
Druck und Bindung: GGP Media GmbH, Pößneck
Printed in Germany
ISBN 978-3-466-31226-9

www.koesel.de

*Für meine Enkelin Jolanda und ihre Generation.
Mit Dank an meine Mutter, die mich geboren hat,
meine vier Kinder, die mich bereichert haben,
und inspirierende Menschen wie Michel Odent,
Frédérick Leboyer und Eva Reich, die ich persönlich
kennenlernen durfte.*

Inhalt

Vorwort

Schwangerschaft, Geburt, Wochenbett und früheste Kindheit sind Themen, die mich seit 35 Jahren beschäftigen und nie losgelassen haben. Ich habe zehn Jahre in einer Erziehungs- und Schwangerenberatungsstelle gearbeitet und auch Geburtsvorbereitungskurse für Paare geleitet, eine Babysprechstunde aufgebaut und junge Eltern in allen Fragen begleitet. In dieser Zeit habe ich selbst vier Kinder zur Welt gebracht, zwei noch in der DDR im Krankenhaus, einen Sohn im Geburtshaus, das ich 1992 in Halle (Saale) mitbegründet habe, und mein jüngstes Kind war eine geplante Hausgeburt in Mecklenburg.

Die Verbindung von persönlicher und beruflicher Erfahrung hat mich motiviert, zu verschiedenen Aspekten dieser Lebensphase wissenschaftlich zu forschen. So habe ich bis heute in der Hochschullehre in Klinischer Psychologie und bei der Ausbildung von Kinder- und Jugendlichenpsychotherapeut*innen und Psychologischen Psychotherapeut*innen immer wieder einen Schwerpunkt auf den Bereich der prä-, peri- und postnatalen Psychologie gelegt.

Als tiefenpsychologisch arbeitende Kinder- und Jugendlichenpsychotherapeutin faszinieren mich die unbewussten Langzeitwirkungen des Lebensbeginns, die ich auch bei meinen Patient*innen spüre. Als Erziehungswissenschaftlerin interessieren mich auch immer die Bedürfnisse und Auswirkungen der Erfahrungen der Eltern.

Alles, was ich hier zusammentrage und schreibe, basiert einerseits auf meinen beruflichen Erfahrungen, speist sich aus der Wissenschaft (Hebammenwissenschaft, Psychologie und anderen Fachdisziplinen), aus psychodynamischen Psychotherapien und dem Erfahrungsaustausch mit vielen Expert*innen, die diese Lebensphase begleiten. Als 2017 in Deutschland das nationale Gesundheitsziel »Gesundheit rund um die Geburt« verabschiedet wurde (Bundesministerium für Gesundheit 2017), habe ich begonnen, mich auch für die Umsetzung der vielen sinnvollen Empfehlungen zu engagieren. Dass es in Halle (Saale) zwei hebammengeleitete Kreißsäle gibt, ist unter anderem meinem Engagement in den Jahren zuvor zu verdanken.

Zur Vorbereitung dieses Buches habe ich zusätzlich Interviews mit Müttern und Vätern geführt und auf neonatologischen Intensivstationen hospitiert.

Vielen Dank an alle, die mich an ihren beruflichen und persönlichen Erfahrungen und wissenschaftlichen Ergebnissen teilnehmen ließen.

Einleitung

Dieses Buch richtet sich an Eltern, aber auch an Fachkräfte, um die Geburtserfahrung zu reflektieren, zu verarbeiten und eine seelisch gesunde Zukunft für die Familie zu gestalten.

Anlass für dieses Buch war tatsächlich die Pandemie. Kaum jemand ist sich bewusst, was Schwangere und ihre Familien in den verschiedenen Phasen der Pandemie erlebt haben, denn Geburten konnten nicht aufgeschoben werden, sondern die Kinder wollten/mussten zur Welt kommen, auch wenn die Situation in den Geburtskliniken und auf den Wochenstationen zum Teil irrational war und jedem geburtshilflichen und psychologischen Standard widersprach. Aus psychotherapeutischer, also auch meiner Sicht heißt dies aber nicht, dass damit alles vorbei ist. Vielmehr geht es mir auch darum, die Langzeitfolgen zu reduzieren und die Eltern zu ermutigen, diese Erfahrungen in ihre Biografie zu integrieren.

Bereits vor der Pandemie kam in Deutschland fast jedes dritte Kind durch eine operative Schnittentbindung – den Kaiserschnitt – zur Welt. Während der Pandemie stieg diese Zahl weiter an, obwohl es seit 2017 nationales Gesundheitsziel ist, diese Rate auf ein medizinisch vertretbares Maß zu senken. Auch wenn die Frühgeborenenrate leicht gesunken ist, war die Versorgung in den Perinatalzentren teilweise beeinträchtigt, insbesondere was die Einbeziehung der Eltern betrifft.

Da aber auch in den Jahren nach der Pandemie Kinder unter widrigen Umständen geboren werden, Mütter und Väter nicht nur gute Erfahrungen machen, greife ich Perspektiven und Themen auf, die unterschiedliche Ereignisse in dieser Lebensphase betrachten. Es geht darum, die psychischen Prozesse zu verstehen und wie Eltern und vor allem Kinder bei der Verarbeitung des Geburtserlebnisses unterstützt werden können. Ich möchte Familien empowern und Geburtshelfer*innen dafür sensibilisieren, wie wichtig psychologische Aspekte bei einer Geburt sind – nicht nur für Mütter und Väter, sondern auch für Geschwisterkinder und ganz besonders für das Neugeborene.

Um betroffene Familien zu stärken, Langzeitfolgen abzumildern und zur Auseinandersetzung mit der eigenen Geburtsgeschichte einzuladen, bedarf es einer möglichst ressourcenorientierten Argumentation und keiner Schuldzuweisungen. Die Zeit der Schwangerschaft, das Geburtserlebnis und die ersten Stunden, Tage und Wochen prägen unsere Psyche stärker, als die meisten Menschen glauben – das belegen neue Erkenntnisse der Hirnforschung. Spätestens ab der 26. Schwangerschaftswoche bilden sich vorsprachliche Erinnerungen, und die Erfahrung mit Frühgeborenen lehrt, dass auch sie die Bedingungen ihres Lebensbeginns im Unbewussten speichern. Die Epigenetik – ein Teilgebiet der Biologie, das als Bindeglied zwischen Umwelteinflüssen und den Genen gilt – spricht sogar davon, dass Stressmuster und psychische Verarbeitungsprozesse, Widerstandskraft (Resilienz) und emotionale Traumata aus der gesamten Zeit vor, während und nach der Geburt den Menschen lebenslang prägen können.

Besondere Aufmerksamkeit wird auch den interaktiven Aspekten des Lebensbeginns gewidmet. Die Mutter-Kind-Dyade als wichtigste Primärerfahrung ist für den Säugling überlebenswichtig. Die Vater-Mutter-Kind-Triade ist dann die Matrix, in der die Kinder aufwachsen, und schließlich die ganze Familie mit Geschwistern und Großeltern. Das bedeutet eben auch, dass die psychische Gesundheit des Kindes vom Handeln der Eltern abhängt – aber ebenso von deren seelischen Verletzungen und unbewussten Projektionen. Diese intersubjektiven Einflüsse bilden sich intrapsychisch ab – was ein Kind am Anfang seines Lebens mit seinen Bezugspersonen erlebt, kann nicht einfach abgeschüttelt werden.

Die positive Botschaft ist, dass Traumata verarbeitet und negative Erfahrungen psychisch integriert werden können. Das bedeutet zum Beispiel, dass die Erfahrung einer ungestörten natürlichen Geburt einen immensen Unterschied zu einer Kaiserschnitterfahrung macht, aber nicht, dass es einen Automatismus gibt und jedes Kaiserschnittkind psychisch geschädigt bleibt. Auch bei Traumata ist es so, dass jeder Mensch eine andere Art hat, mit traumatisierenden Erfahrungen umzugehen. Das heißt, es kommt auf die individuelle Wahrnehmung an; und das macht uns Menschen so unterschiedlich. Was die eine Gebärende als Anregung empfindet, kann die andere als übergriffig wahrnehmen – und beides hat seine Berechtigung.

Das Buch nimmt sowohl die Perspektive der Schwangeren und Mutter sowie des Vaters als auch die des Kindes ein. Ich zeige Ihnen, wie negative Geburtserfahrungen aufgelöst werden können, damit es allen Familienmitgliedern seelisch (wieder) gut geht. Ich erkläre, was Sie dafür ganz konkret tun können und wo Sie Unterstützung finden.

Gerade das Geburtserlebnis und der Bindungsaufbau nach der Geburt haben noch Jahre später wissenschaftlich nachgewiesene Auswirkungen auf die psychische Gesundheit von Kindern und ihren Eltern. Insbesondere frühe Störungen und Bindungsstörungen wirken bei den Kindern oft lebenslang nach, und manchmal werden spätere Symptome gar nicht mehr mit diesen frühen Erlebnissen in Verbindung gebracht. Kinder lernen vielleicht nicht, allein einzuschlafen, fühlen sich in Freundschaften manchmal als Last für andere und können schlecht mit plötzlichen Veränderungen umgehen. Alle zukünftigen Beziehungen können von Verlustängsten, übermäßigem Trennungsschmerz oder nüchterner Distanz geprägt sein.

Bei Müttern, die keine selbstbestimmte Geburt erleben konnten, und bei Vätern, die (in der Schwangerenvorsorge und in den Geburtskliniken) mit ihren Bedürfnissen nicht ernst genommen wurden, kann es zu Langzeitfolgen in der Familiendynamik kommen. Viele postpartale Depressionen bei Müttern und Vätern werden nicht erkannt und behandelt. Auch dafür möchte das Buch sensibilisieren und aufzeigen, wie eine Depression nach der Geburt erkannt und behandelt werden kann.

Dramatisch erlebte Geburten gab es schon vor der Pandemie und wird es leider auch weiterhin geben. Ich möchte Ihnen Wege aufzeigen, wie das seelisch gesunde Aufwachsen von Kindern nach ungünstigen Geburtserfahrungen und Störungen am Lebensbeginn gefördert werden kann, und praktische Hinweise für Eltern und Fachkräfte geben. Wer Unterschiede im Geburtserleben anerkennt, reflektiert und bearbeitet, kann daraus heilsame Erfahrungen gewinnen.

Dieses Buch basiert auf der Grundüberzeugung einer tiefenpsychologisch arbeitenden Psychotherapeutin, die in mehr als hundert Psychodynamiken die Auswirkungen früher Störungen verstanden und viele davon behandelt hat. Als systemische Familientherapeutin habe ich erfahren, wie wichtig und komplex die Wechselwirkungen der Bindungen in der Primärdyade – der Mutter-Kind-Bindung – und in der Familie sind. All dies ist aber auch wissenschaftlich fundiert und durch Fachliteratur belegt.

Sie finden am Ende des Buches zu jedem Kapitel ein Literaturverzeichnis mit Publikationen, in denen Sie bei Interesse nachlesen können, um Ihre Kenntnis der einzelnen Themen zu vertiefen.

GEBURTSERLEBEN UNTER WIDRIGEN UMSTÄNDEN

Selten hat sich das medizinische Verständnis innerhalb weniger Jahrzehnte so stark verändert wie in der Geburtshilfe. Ging man vor fünfzig Jahren noch davon aus, dass Säuglinge keine Schmerzen empfinden, dass Frauen auf dem Rücken gebären sollten, damit die Geburtshelfer besser arbeiten können, und dass das Stillen nach einem Zeitplan erfolgen sollte, so bemühen sich heute nahezu alle Professionen um eine einfühlsame Geburtsbegleitung. Es gibt neben der medizinischen Gynäkologie und Geburtshilfe eine etablierte Hebammenwissenschaft, es gibt medizinische Leitlinien, die die neonatologische Versorgung sanfter gemacht und mehr für die elterliche Mitwirkung geöffnet haben. Bonding – der enge Hautkontakt zwischen Mutter (Vater) und Kind direkt nach der Geburt – ist in vielen Kliniken Standard, auch bei Kaiserschnitt. Auf den Wochenbettstationen ist Rooming-in selbstverständlich, das Neugeborene verbringt also die meiste Zeit im Zimmer der Mutter und schläft dort. Mancherorts gibt es Familienzimmer. Auch wenn die außerklinische Geburt nach wie vor die Ausnahme ist, hat sich die Bewegung für eine sanfte und natürliche Geburt seit den 1970er-Jahren auch auf die Geburtskliniken ausgewirkt. Die Kreißsäle sind heute ansprechend eingerichtet, oft mit Gymnastikbällen, Seilen, Wannen und Gebärhockern.

Frühgeborene überleben nicht nur häufiger, auch Folgeschäden konnten reduziert werden. Die Eltern werden frühzeitig in die Pflege einbezogen und können »kängurun«, was sowohl die Bindung als auch den Gesundheitszustand des Frühchens fördert: Bei der sogenannten Känguru-Methode legt man das Neugeborene, das nur mit einer Windel bekleidet ist, für einige Stunden auf die nackte Brust der Mutter oder des Vaters. Es ist dabei mit einem warmen Tuch bedeckt. So erfährt es die Eltern mit allen Sinnen, es nimmt nämlich deren Herzschlag, Wärme, Atmung und Geruch wahr.

In den letzten Jahren ist auch das Thema »Gewalt in der Geburtshilfe« in den Fokus gerückt und Frauen wehren sich zunehmend gegen menschenunwürdige Behandlung und Bevormundung.

Schließlich hat auch die Väterforschung gezeigt, dass Väter keine Geburtshelfer sind, sondern emotional stark involvierte Akteure, deren Bedürfnisse jedoch vielerorts noch wenig berücksichtigt werden.

Was bedeutet es, unter widrigen Umständen zu gebären und geboren zu werden? Welche negativen Erfahrungen tauchen immer wieder auf? Und welche Bedingungen sind dafür verantwortlich? Um all dies soll es im folgenden Kapitel gehen.

Mütterliche Gewalterfahrung

Die Psychotraumatologie geht von einem sehr individuellen Traumaempfinden aus. Angenommen, jemand stürzt im Galopp vom Pferd, weil das Pferd vor einer Hornisse scheute, dann ist das ein

Moment absoluter Hilflosigkeit, man ist dem Pferd ausgeliefert und kann die Situation nicht kontrollieren, dazu kommt die Bedrohung von Leib und Leben und der erste Schock danach. Außer leichten Blessuren ist dem Reiter nichts passiert. Der eine ruft das Pferd, schüttelt sich innerlich, steigt wieder auf und signalisiert dem Pferd, dass es einen Fehler gemacht hat. Die andere Reiterin bleibt erst einmal liegen, sortiert sich, denkt über die Situation nach, in der auch das Pferd überrascht war, überwindet ihre Angst und führt das Pferd zurück in den Stall. Am nächsten Tag steigt sie auf und startet mit leichtem Trab, um ihr Vertrauen zu dem Pferd zurückzugewinnen. Eine weitere Reiterin vermeidet in Zukunft das Reiten, weil sie glaubt, dass diese Abhängigkeit vom Verhalten anderer nicht zu ihr passt; sie träumt manchmal davon und bekommt Herzklopfen beim Anblick eines Pferdes. Wieder ein anderer Reiter ist danach so stark beeinträchtigt, dass er bei jeder Gelegenheit, bei der er sich ausgeliefert fühlt, wieder in eine lebensbedrohliche Angstsituation zurückfällt, sein Arbeitsalltag ist so belastet, dass er die einfachsten Dinge nicht mehr bewältigen kann; seine Hilflosigkeit reaktualisiert sich immer wieder. Er kann sich kaum noch einem Pferdehof nähern.

Alle vier haben das Gleiche erlebt, aber nur die letzten beiden sind traumatisiert, er mehr als sie.

Diese Metapher soll verdeutlichen, dass es von den psychischen Bewältigungsmöglichkeiten, der inneren Konstitution und letztlich auch von den Vorerfahrungen abhängt, ob ein Ereignis als traumatisch erlebt wird oder nicht. Deshalb muss alles, was eine Frau unter der Geburt als übergriffig oder gar gewalttätig empfindet, ernst genommen und vermieden werden. Die beteiligten Geburtshelfer haben die Pflicht, jede Gebärende bestmöglich zu begleiten und dabei auch die Bedürfnisse des Kindes zu berücksichtigen.

Unter gewaltfreier Geburt wird die Vermeidung von psychischer und physischer Gewalt verstanden. Dabei sind die körperlichen Übergriffe leichter zu beschreiben, da hierunter alle unnötigen, nicht einvernehmlichen und/oder unnötig schmerzhaften Eingriffe fallen. Aber auch bei einer an sich interventionsarmen Geburt kann sich eine Frau unter Druck gesetzt oder unverstanden fühlen, im schlimmsten Fall beschimpft, allein gelassen, mit der Gesundheit ihres Kindes erpresst oder gedemütigt werden. In den letzten Jahren ist ein neues Bewusstsein entstanden, das von betroffenen Frauen in die Öffentlichkeit getragen wird. Insbesondere Hebammen wissen, dass nur eine sensible, individuelle, frauenzentrierte und väterfreundliche Geburtsbegleitung verhindern kann, dass die Gebärende die Geburt als gewaltsam erlebt. Dazu gibt es inzwischen eine gute, auch selbstkritische hebammenwissenschaftliche Forschungslage.

> Die Häufigkeit von Traumatisierungen liegt je nach Studie zwischen 10 und 30 Prozent aller Geburten. Die Häufigkeit von Gewalterfahrungen wird mit bis zu 50 Prozent angegeben. Bei circa 800 000 Geburten pro Jahr, einschließlich Fehl- und Totgeburten, bedeutet das rund eine viertel bis halbe Million betroffener Mütter und Kinder jährlich. 4 Prozent der Mütter zeigen Symptome einer klinisch relevanten posttraumatischen Belastungsstörung. Viele von ihnen entwickeln eine postpartale Depression, die aber auch andere Ursachen haben kann (Hartmann und Kruse 2022).

Die Geburt ist ein existenzielles Ereignis, das von den Schwangeren, aber auch von den sie begleitenden Personen als überwältigend empfunden werden kann. Wünschenswert ist eine positive Überflutung durch die Kraft der körperlichen Vorgänge, das Vertrauen in die eigene Kraft und ein schützendes Umfeld, das

Sicherheit gibt. Für die meisten Eltern ist die Geburt ihres Kindes einer der glücklichsten Momente in ihrem Leben. Das beeinflusst natürlich auch das Erleben des Kindes, das ebenfalls einen existenziellen Übergang erfährt, der sich tief ins Unterbewusstsein einprägt.

Sprechen wir hier noch einmal konkreter über die als gewalttätig und übergriffig erlebten Geburten aus der Perspektive der Mütter. Hinzu kommt eine biografische Perspektive. Wenn eine Frau bereits in ihrer Kindheit oder als Jugendliche Missbrauchs- oder andere Ohnmachtserfahrungen gemacht hat, kann es sein, dass sie unter der Geburt eher durch Übergriffe und Untersuchungen getriggert wird als ein Mädchen, das ein hohes Selbstwertgefühl entwickeln konnte. Aber auch das hat keine Vorhersagekraft. Gerade die selbstbewusste Frau kann den Geburtsvorgang so erleben, dass sie sich einer überwältigenden Entwertung ausgesetzt fühlt oder zum ersten Mal erfährt, dass sie keinen Einfluss auf den Verlauf eines Erlebnisses nehmen kann, und sich dadurch ohnmächtig, ausgeliefert und traumatisiert fühlt. Und vielleicht hat die Frau, die Gewalt erlebt hat, die psychischen Folgen gut verarbeitet und erlangt während der Geburt das Gefühl, Macht über ihren Körper zu haben, und geht gestärkt aus der Geburtserfahrung hervor.

Insofern hat jede Schwangere ihre eigene Geschichte, die sie in die Geburt mitbringt. Dies sollte immer bedacht werden, wenn Gewalt in der Geburtshilfe erlebt und beschrieben wird. Es entbindet die Geburtshelfer aber nicht von ihrer Verantwortung, denn keine Frau kann etwas dafür, dass sie in der konkreten Situation nicht resilient ist. Das würde aber auch bedeuten, dass zumindest eine psychologische Grundausbildung in der Geburtshilfe selbstverständlich sein müsste, um diese Ausnahmesituation angemessen begleiten zu können.

Informieren und kommunizieren

Wenn nur weniger als 10 Prozent aller Geburten interventionsfrei verlaufen, was bedeutet es dann, wenn die eine Frau mit den medizinischen Interventionen gut umgehen kann, die andere aber traumatisiert in die postnatale Anpassungsphase geht? Hier kommt dem *informed consent* eine besondere Bedeutung zu: Wurde die Frau mitgenommen, aufgeklärt, hatte sie die Möglichkeit einzuwilligen und wurden ihre Wünsche und Bedürfnisse akzeptiert? Die Versuchung der Geburtshelfer ist groß, ihre Eingriffe mit der Gesundheit des Kindes zu rechtfertigen, denn welche Schwangere würde nicht allem zustimmen, was der Gesundheit ihres Kindes dient?

Häufig sind Gewalterfahrungen auf mangelnde Information und Kommunikation zurückzuführen. Zugegebenermaßen ist es auch nicht einfach, in schwierigen Phasen der Geburt den »Kopf einzuschalten« und das Gesagte zu verstehen. Hier kommen die Väter ins Spiel, die ebenfalls gut informiert und einbezogen werden müssen, weil sie die Einwilligung zu bestimmten Interventionen übernehmen müssen, wenn die Gebärende dazu nicht in der Lage ist. Deshalb ist es wichtig, als Paar vorher zu besprechen, welche Interventionen wann akzeptiert werden.

Das Anschreien als psychische Gewalt und der Kristeller-Handgriff – Druck auf die Gebärmutter während der Wehen, um die Geburt zu beschleunigen – als körperliche Gewalt werden oft als schmerzhaft und übergriffig empfunden. Solche Formen der Missachtung in der Geburtshilfe haben Auswirkungen auf die perinatale psychische Gesundheit der Mutter. Gesundheit bedeutet eben nicht nur körperliche Gesundheit, sondern auch subjektive gesundheitsbezogene Lebensqualität. Gerade die intime Situation einer Geburt ist anfällig für Stigmatisierung und Diskriminierung. Eben weil eine Geburt ein hohes Maß an Intimität voraussetzt und auch mit einem natürlichen Kontrollverlust einhergeht, ist es so wichtig, dass dies von einer Atmosphäre der Sicherheit und Geborgenheit getragen wird.

Da aber jede Geburt ihre eigene Dynamik hat, die auch vom Kind mitbestimmt wird, ist das Risiko für Gewalterfahrungen hoch. Das fängt schon bei der Geburtseinleitung an. Aus welchen guten Gründen ist das notwendig oder sind die Argumente eher dem klinischen Ablauf geschuldet? Wird ein Kaiserschnitt empfohlen, weil es dem Kind wirklich schlecht geht oder weil ein Schichtwechsel ansteht? Wird ein Dammschnitt ohne Not ausgeführt? Diese und viele andere Fragen entstehen auch durch den Stress im Kreißsaal. Personalmangel und die Überlastung des Personals können leider dazu beitragen, dass die Bedürfnisse der Gebärenden und des Kindes in den Hintergrund treten. Hauptsache gesund?

Viele Frauen sind unmittelbar nach der Geburt dennoch überglücklich, ihr Neugeborenes in den Armen zu halten, und bereit, alles vorher Erlebte zu vergessen, und oft reagiert auch das persönliche Umfeld so, als sei es egal, wie die Geburt verlaufen ist.

Eine dreistufige Strategie

Und genau hier möchte ich ansetzen. Sowohl für die Mutter als auch für das Kind kann eine als dramatisch erlebte Geburt Spuren hinterlassen. Auch wenn es der Mutter zunächst gelingt, die negativen Erinnerungen zu verdrängen und sich auf ihr Baby zu konzentrieren, wirkt es oft lange nach, wenn Gewalterfahrungen eine Rolle gespielt haben. Auch für den Säugling macht es einen Unterschied, wenn die Mutter sich nicht für seine Bedürfnisse öffnen kann, weil sie psychisch damit beschäftigt ist, Erinnerungen abzuspalten, um die Bindung zu ihrem Kind nicht zu gefährden. Deshalb möchte ich hier für eine dreistufige Strategie plädieren:

1. *Psychologische Nachbesprechungen* des Geburtserlebnisses sollten auf allen Entbindungsstationen angeboten werden. Eine unabhängige Fachkraft, die selbst nicht zum medizinischen Team bei der Geburt gehört hat, kann sich neutraler und empathischer auf die subjektive Wahrnehmung der jungen Mutter einlassen. Allein die Möglichkeit, darüber zu sprechen, kann oft sehr hilfreich sein, um Grenzverletzungen zu verarbeiten und vielleicht auch zu akzeptieren, dass eine natürliche Geburt ohne Eingriffe nicht möglich war. Psycholog*innen oder Seelsorger*innen, die das Gespräch suchen, wären ein erster Schritt zur Heilung.
2. Geburtshilfe braucht eine *Fehlerkultur*, die über die medizinischen Notwendigkeiten hinaus in der Lage ist, das eigene Handeln zu reflektieren. Urteile über »schwierige« Mütter oder Schuldzuweisungen an andere behindern eine qualitative Weiterentwicklung. Auch Geburtshelfer brauchen Supervision und mentales Coaching. Medizinische Leitlinien und Patientenrechte rechtfertigen dies. Dies kann der Beitrag der Klinik sein, um Übergriffe zu vermeiden und darüber zu sprechen.
3. Den Müttern sollten Angebote im Wochenbett und darüber hinaus gemacht werden, wo sie sich einerseits mit anderen Müttern *austauschen* können und andererseits *psychosoziale Unterstützung* erhalten. Das kann auch durch eine einfühlsame Hebamme bei den Nachsorgeterminen geschehen. Dies können Beratungsstellen sein, die sich auf die entwicklungsspezifische Beratung am Lebensanfang spezialisiert und dabei auch die Perspektive des Säuglings im Blick haben. Eine dramatische Geburt kann dem Neugeborenen das Ankommen erschweren,

insbesondere wenn es merkt, dass die Mutter von Erinnerungen überflutet ist und sich nicht vollständig auf die Bedürfnisse ihres Babys einstellen kann. Betroffene Mütter brauchen diese Unterstützung, solange es nötig erscheint.

Die gute Nachricht aus der Persönlichkeitsforschung ist, dass sich die meisten Menschen von traumatischen Ereignissen erholen. Ein positives soziales Umfeld und eine optimistische Grundhaltung können dazu beitragen. Manche Menschen gehen sogar gestärkt aus einer überstandenen dramatischen Situation hervor. Fast die Hälfte der Betroffenen berichtet von einem mittleren bis starken Wachstum nach traumatischen Ereignissen. Dies wird als »posttraumatisches Wachstum« bezeichnet und äußert sich in gestärkten Beziehungen, geklärten Sinnfragen, gewachsener persönlicher Stärke und größerer allgemeiner Reife.

Aber auch das kann niemand vorhersagen und es ist auch keine persönliche Schwäche, wenn es nicht gelingt.

Wenn eine Frau nach der Geburt über die erste Zeit im Wochenbett hinaus von Flashbacks, Albträumen, Schlafstörungen und Panikattacken berichtet, depressive Symptome entwickelt oder die negativen Geburtserlebnisse zu einer allgegenwärtigen, nicht zu übersehenden seelischen Belastung führen, wäre es wichtig, eine psychotherapeutische Diagnostik aufzusuchen, um bei einer nachgewiesenen posttraumatischen Belastungsstörung (PTBS) rasch in Behandlung zu kommen. Für die Mutter-Kind-Bindung ist es wichtig, dass sich die Schuldfindung nicht auf das Kind überträgt.
Aber auch für die Frau und ihren Partner ist es wichtig, über die Geburt zu sprechen, die negativen, aber auch die positiven Erfahrungen zuzulassen und zu sortieren: Was kann ich so stehen lassen, auch wenn nicht alles so war, wie ich es mir erhofft hatte? Was

braucht die junge Mutter, um sich ihrem Neugeborenen so zuwenden zu können, dass die gemeinsam erlebte Geburt als ein Ereignis in der Biografie betrachtet werden kann, das so, wie es war, nicht viel anders hätte verlaufen können, und was brauchen beide, um eine gute Bindung zueinander aufzubauen?
Gerade das private Umfeld sollte die subjektive Wahrnehmung der Mutter respektieren, damit sie sich verstanden fühlt und ihre Erfahrungen psychisch integrieren kann.

Kaiserschnitt

Mit immer noch knapp 30 Prozent aller Geburten ist die *Sectio caesarea*, der Kaiserschnitt, in Deutschland eine so häufige Entbindungsform, dass jedes dritte heute geborene Kind davon betroffen ist. Nun könnte man sagen, dass es normal ist, auf diese Weise das Licht der Welt zu erblicken, und schon in Aufklärungsbüchern für Kinder steht, dass man durch die Scheide oder durch den Bauch geboren werden kann. Dies ist aber nicht die von der Natur vorgesehene Methode für den Übergang in ein selbstständiges Leben außerhalb des Mutterleibs, und zwar aus mehreren Gründen.

Der geplante Kaiserschnitt (primäre Sectio), für den ein Termin ohne Wehen vereinbart wird, bedeutet für das Kind, dass es seinen Geburtstermin nicht selbst bestimmen kann, denn es ist das Kind, das durch die Verbindung mit dem Blutkreislauf der Mutter das Signal für den Beginn der Wehen gibt, es ist also möglicherweise noch nicht bereit für den Übergang. In diesem Fall wird das Kind auch ohne Vorwarnung innerhalb weniger Minuten aus dem Mutterleib geholt. Hier kommt es häufiger zu Anpassungsstörungen, die unter Umständen lebensbedrohlich werden können, weil dem Neugeborenen die Atmung nicht selbstständig gelingt.

Bei der Entscheidung für einen Kaiserschnitt unter Wehen (sekundäre Sectio) hat das Kind den Vorteil, dass es durch die gemeinsame Arbeit an den Wehen vorbereitet wird. Dem neugeborenen Kind wird dann aber dieser erste wesentliche Schritt zur Autonomie nicht ermöglicht.

Es gibt zwei verschiedene Szenarien: Einerseits kann ein Säugling während der Geburt einen Sauerstoffmangel erleiden und in diesem Fall ist es eine Lösung, die sein Leben retten kann und möglichen Behinderungen vorbeugt. Andererseits kann die Entscheidung aber auch getroffen werden, weil die Mutter zum Beispiel durch eine Geburtseinleitung nach vielen Stunden Wehen so erschöpft ist, dass sie einem Kaiserschnitt zustimmt. Für das Kind bedeutet dies, dass es den begonnenen Weg nicht zu Ende gehen kann.

Gründe für den Kaiserschnitt

Was sind die Gründe für einen Kaiserschnitt? Es gibt sogenannte harte Indikationen, die lebensrettend sind. Dazu gehören eine Querlage des Kindes, eine drohende Plazentaablösung, Schwangerschaftserkrankungen wie Präeklampsie oder das HELLP-Syndrom.

> Präeklampsie ist eine schwangerschaftsbedingte Erkrankung, die durch Bluthochdruck und Eiweiß im Urin gekennzeichnet ist. Das HELLP-Syndrom ist eine schwere Komplikation der Präeklampsie mit Zerstörung roter Blutkörperchen, erhöhten Leberenzymen und niedriger Anzahl von Thrombozyten (Blutplättchen).

Für manche Frühgeborene ist es der schonendste Weg, zu früh auf die Welt zu kommen. Auch wenn der Muttermund durch die Plazenta verschlossen ist, ist die Möglichkeit einer Sectio lebensrettend für Mutter und Kind. Bereits bei drohendem Sauerstoffmangel beginnt die Kompetenz des Geburtshelfers, wenn die Entscheidung dann im Einzelfall abgewogen werden muss.

Interessant sind die weichen Indikationen. Nehmen wir die Beckenendlage (BEL), bei der statt des Kopfes das Gesäß oder die Füße des Fötus im Mutterleib nach unten zeigen. Da die meisten BEL heute von vielen Gynäkolog*innen nicht mehr sicher beherrscht werden, obwohl es eigentlich ein professionelles Handling dafür gibt, wird vielen Müttern in diesen Fällen zum Kaiserschnitt geraten. Gleiches gilt für Zwillinge, die bei entsprechender Lage des vorn liegenden Kindes durchaus vaginal entbunden werden können. Auch die ärztliche Empfehlung, mit der Geburt des zweiten Kindes bis zu einer Stunde zu warten, wird nicht immer befolgt und führt manchmal noch zum Kaiserschnitt beim Zweitgeborenen.

Geburtsverläufe sind komplex und sehr individuell. So hängt es oft von der Erfahrung und Kompetenz des Geburtshelfers ab, ob und wann ein Kaiserschnitt angeraten wird. Häufig spricht man von »Interventionskaskaden«. Das bedeutet, dass der erste Eingriff oft weitere Interventionen nach sich zieht, an deren Ende der Kaiserschnitt steht. Die Unterschiede in den Geburtskliniken sind sowohl in Deutschland als auch in Europa – bei vergleichbarem Bevölkerungsprofil – immens. Das liegt nicht an den Frauen, sondern am Chefarzt oder an der Politik. Insofern ist es wichtig, bei der Auswahl eines Kreißsaals nicht nur auf die Ausstattung zu achten, sondern sich auch über die dortige Sectio-Rate zu informieren.

Ein Teil der Kaiserschnitte – in Deutschland geht man von 4 Prozent aus – wird durch geburtsbedingte Ängste der Mutter ausgelöst. Dies wird als »Fear of Childbirth« (FoC) bezeichnet und rechtfertigt eine operative Entbindung, obwohl keine medizinische Indikation vorliegt. Der Eingriff wird dann fälschlicherweise »Wunschkaiserschnitt« genannt, tatsächlich zahlt die Solidargemeinschaft aber nicht für unnötige Eingriffe, sodass laut Indikation nicht der Wunsch allein, sondern die Angst den normalen Geburtsverlauf verhindert.

Als Psychotherapeutin frage ich mich dann immer, woher der für die Entscheidung befugte Geburtshelfer die Qualifikation nimmt, eine Art Angststörung zu diagnostizieren. Ich bin davon überzeugt, dass diese nicht ausreicht, Ängste zu erklären und eventuell zu behandeln.

Jede Mutter will das Beste für ihr Kind, und damit es gesund zur Welt kommt, nehmen Schwangere vieles in Kauf, was sie eigentlich mit Skepsis betrachten. Deshalb lassen sie sich auch schnell überzeugen, wenn ein Kaiserschnitt empfohlen wird. Damit geben sie letztlich einen Teil ihrer Verantwortung ab und es entsteht das mächtige Narrativ »Es war ja notwendig«.

Folgen für das Kind

Um die Folgen aus der Sicht des Ungeborenen genauer zu betrachten, ist es – glaube ich – hilfreich, sich in die Lage des Kindes unter der Geburt zu versetzen, um ansatzweise zu verstehen, was es bedeutet, per Kaiserschnitt geboren zu werden.

Bei einem geplanten Kaiserschnitt ohne Wehen wird das Kind wie gesagt ohne Vorwarnung aus einer Situation der Rundumversorgung mit Plastikhandschuhen durch einen engen Schnitt geholt und soll nun ganz schnell alle Lebensfunktionen übernehmen. *Wo sind die Wärme der Mutter, ihr vertrauter Herzschlag und ihr liebevoller Blick, den ich als Erstes sehen möchte?*

Bei einer Periduralanästhesie (PDA) – eine Form der regionalen Betäubung, bei der ein Schmerzmittel in den Bereich um das Rückenmark injiziert wird – spürt das Kind keine Resonanz mehr, seine körperliche Kommunikation ist unterbrochen. *Muss ich jetzt alles allein machen?*

Eine Notsectio kann das Baby aus einer Nahtoderfahrung retten, aber auch frustrieren: *Jetzt habe ich stundenlang geholfen, mich in den Geburtskanal hineinzudrehen, und warte auf den letzten Druck, der mich auf die Welt bringt. Ups, plötzlich werde ich zurückgezogen und alles ist ohne Finale vorbei.*

All diese Erinnerungen sind vorsprachlich gespeichert und oft gerade deshalb so mächtig, weil sie sich dem Verstehen entziehen. Wenn es dann aber gut läuft und sich eine sichere Primärbindung entwickeln kann, können auch diese Irritationen heilen, aber nicht immer. Säuglinge nach Kaiserschnitt zeigen häufiger Regulationsstörungen und exzessives Schreien. Bei manchen Kindern, Jugendlichen, aber auch Erwachsenen wird von verschiedenen Angstskripten berichtet. Schreckhaftigkeit, mangelndes Selbstvertrauen, erlernte Hilflosigkeit, aber auch Körperwahrnehmungsstörungen und Selbstunsicherheit können auftreten.

Die Forschung zu den kindlichen Folgen nach einem Kaiserschnitt findet sich in verschiedenen Disziplinen und zeigt ein um 20 Prozent erhöhtes Risiko für Asthma, 9 Prozent für Adipositas und 10 Prozent für Magen-Darm-Infektionen. 2019 wurden im *TK-Kindergesundheitsreport* erstmals auch psychische Risiken erfasst (TK – Die Techniker 2019). Auch hier sind die Risiken bis zum Alter von acht Jahren jeweils erhöht: für ADHS (Aufmerksamkeitsdefizit-Hyperaktivitätssyndrom) um 8 Prozent, für Verhaltens- und emotionale Störungen um 10,9 bis 20 Prozent (bei Mädchen), für

Verhaltensauffälligkeiten mit körperlichen Funktionsstörungen um 25 Prozent und für neurotische und somatoforme Störungen (körperliche Störungen, für die keine organische Ursache gefunden werden kann) um 16 Prozent.

Bedenken Sie jedoch immer, dass ein erhöhtes Risiko nicht bedeutet, dass es auch eintritt. Wichtig ist aber der Hinweis, dass zum Beispiel ein erhöhtes Risiko für Diabetes bedeutet, dass diese Erkrankung häufig mit psychischen Belastungen einhergeht, die Kinder überfordern können, wenn etwa lebenslange Einschränkungen zu erwarten sind oder bereits in der Kindheit erwachsene Bewältigungsstrategien gefordert sind.

Folgen für die Eltern

Aus der Perspektive der Mutter bedeutet ein positives Geburtserleben, dass sie in die Bewertung und alle Entscheidungen bezüglich des Geburtsprozesses einbezogen wird und dass es durch die kontinuierliche Unterstützung der Hebamme beeinflusst wird. Negative Geburtserlebnisse entstehen durch medizinische Interventionen, mangelnde Aufklärung und respektloses Verhalten der Geburtshelfer.

Interessant ist, dass die subjektive Gesundheit (SGH) und die gesundheitsbezogene Lebensqualität (GHLQ) acht Wochen und auch sechs Monate nach der Geburt durch eine sekundäre Sectio am stärksten beeinträchtigt sind und die Lebenszufriedenheit der Mutter auch zehn Jahre nach der Geburt geringer ist als bei einem positiven Geburtserlebnis. Die Rate der Frauen, die eine postpartale Depression entwickeln, ist auch ohne Vorerkrankung erhöht, sodass darauf geachtet werden sollte, wenn die Traurigkeit über einen längeren Zeitraum anhält und das Selbstwertgefühl so stark herabgesetzt ist, dass die Funktionsfähigkeit in der Mutter-Kind-Einheit gefährdet ist.

Gerade deshalb ist es für die Mutter sehr wichtig, sich mit der Geschichte der Geburt auseinanderzusetzen. Wie gesagt reichen die Geburtsnachgespräche der Gynäkologen und Gynäkologinnen dafür oft nicht aus. Gerade hier wäre psychologisch geschultes Personal auf der Wochenstation wertvoll. Jedes verständnisvolle Gespräch kann helfen, das Erlebte zu verarbeiten. Manche Frauen fühlen sich in Selbsthilfegruppen wohl. Neben der körperlichen Heilung sollten immer auch eine seelische Reflexion und Heilung stehen, auch wenn es nur das vage Gefühl ist, etwas nicht geschafft zu haben. Schuldgefühle, die nur verdrängt und nicht wahrgenommen werden, können sich auf die Bindung zum Neugeborenen auswirken und den Aufbau einer sicheren Bindung erschweren.

Auch das Erleben des Vaters ist zu berücksichtigen, da er, wie ebenfalls schon gesagt wurde, insbesondere bei einer Entscheidung unter der Geburt, kaum vorbereitet ist. Möglicherweise sieht er seine Partnerin stundenlang leiden, fühlt sich hilflos und ist selbst an der Grenze seiner Belastbarkeit. Vielleicht wird er sogar um seine Zustimmung gebeten, wenn die Gebärende als nicht einwilligungsfähig eingeschätzt wird. Und tatsächlich führt die Anwesenheit eines gestressten Vaters zu einer schnelleren Entscheidung für einen Kaiserschnitt. Er erlebt den mehr oder weniger hektischen Wechsel von Raum und Personal und findet sich plötzlich in einem Operationssaal wieder. Seine Partnerin wird in örtlicher Betäubung oder in Vollnarkose auf dem Operationstisch fixiert, um unwillkürliche Bewegungen auszuschließen. Er muss sich selbst OP-Kleidung anziehen und steht oder sitzt mit Mundschutz, wahrscheinlich schwitzend und stark gestresst, am Kopfende des Tisches, wo ein Sichtschutz angebracht ist. Von der

Angst um seine Frau und sein Kind überwältigt, ist er Teil eines Szenarios, in dem er seine Rolle neu finden muss. Vielleicht wird ihm das gesunde Neugeborene in die Arme gelegt, damit seine Frau versorgt werden kann, vielleicht folgt er dem Neonatologen, der es untersucht, vielleicht muss das Kind reanimiert oder intubiert und auf die Intensivstation verlegt werden.

Er hat noch in den Ohren, dass er beim Kind bleiben soll, das hat ihm seine Frau eingetrichtert. Da muss man schon ein Mann sein, der seine Gefühle gut regulieren kann und der es schafft, zwischen der Rührung über sein Kind und der Sorge um seine Frau noch auf seine eigenen Bedürfnisse zu achten, zum Beispiel etwas Wasser zu trinken, wenn alles etwas länger dauert.

Die Väterforschung stellt dazu zwei wesentliche Dinge fest: Zum einen sind Väter emotional stark involviert und erleben Angst, Ohnmacht und Kontrollverlust, zum anderen ist das medizinische Personal nicht immer gut darauf vorbereitet, auch den Vater anzuleiten, ernst zu nehmen und einzubeziehen, das heißt, auch ihn in der Situation aufzufangen. Manche Väter sind damit überfordert und geraten entweder körperlich aus dem Gleichgewicht und/oder können das Erlebte nicht angemessen verarbeiten. In den letzten Jahren hat man deshalb auch die Väter in den Blick genommen und festgestellt, dass sie ebenfalls posttraumatische Belastungsstörungen und Depressionen im Zusammenhang mit der Geburt entwickeln können, die jedoch noch zu oft unentdeckt bleiben, da das Wohl von Mutter und Kind in den ersten Wochen im Mittelpunkt steht.

Ich möchte daher alle betroffenen Väter ermutigen, in einem solchen Fall Hilfe in Anspruch zu nehmen und es nicht nur mit sich allein auszumachen, denn dies kann langfristige Folgen haben, die sich auch negativ auf die Partnerschaftsqualität und die Vater-Kind-Beziehung auswirken können.

All dies gilt natürlich auch für die Partnerinnen in gleichgeschlechtlichen Lebensgemeinschaften. Sie können die gleichen negativen Erfahrungen machen wie die Väter.

Wie Bindung trotzdem gelingen kann

Gerade unmittelbar nach einem Kaiserschnitt ist das Bonding schwierig, auch wenn das Neugeborene kurz auf die Brust der Mutter gelegt wird. Selbst wenn sie es berühren und küssen darf und ihr etwas Zeit gegeben wird, muss der Anbindungsprozess durch die Wundversorgung unterbrochen werden.

Die ersten Stunden nach der Geburt sind eine hormonelle und emotionale Ausnahmesituation. Schmerzhemmende Endorphine und das Liebeshormon Prolaktin, das auch die Milchbildung anregt, werden nur bei intensivem Körperkontakt zwischen Mutter und Kind ausgeschüttet. Das bedeutet, dass diese Zeit unbedingt so schnell wie möglich nachgeholt werden sollte. Für das Wochenbett heißt dies, viel Zeit miteinander zu verbringen und sich möglichst von allem anderen freizuhalten. Die Heilung einer großen Bauchoperation und der Aufbau der Bindung zum Kind stehen in dieser Zeit im Vordergrund. Für alle anderen Aufgaben sollte sich die Familie Unterstützung holen, damit auch der Vater und gegebenenfalls die Geschwister in die neue Familiensituation hineinwachsen können. Die Nachsorgebesuche der Hebamme können zur Unterstützung des Stillens genutzt werden. So kann das Erlebte gemeinsam besprochen und verarbeitet werden.

Ich maße mir nicht an, gynäkologische Entscheidungen zu bewerten, wohl wissend, dass die S3-Leitlinie aus dem Jahr 2020 nicht immer eingehalten wird (AWMF online 2021). Es ist hier nicht der Ort, die Gründe dafür zu diskutieren. Vielmehr will ich im Folgenden darauf eingehen, wie ein Kaiserschnitt für Mutter und Kind so gestaltet werden kann, dass insbesondere psychische Folgeschäden vermieden oder vermindert werden können.

> Die S3-Leitlinie »Die vaginale Geburt am Termin« ist eine medizinische Leitlinie. Sie wurde von der Arbeitsgemeinschaft der Wissenschaftlichen Medizinischen Fachgesellschaften (AWMF) erstellt und fasst den aktuellen Wissensstand über die vaginale Geburt am Termin zusammen. Sie bietet Orientierung für die Betreuung der Gebärenden und fördert eine selbstbestimmte und unterstützte Geburt. Die AWMF ist ein Dachverband von über 180 medizinischen Fachgesellschaften in Deutschland.

Es ist wichtig, bei einem geplanten Kaiserschnitt mit dem Kind im Mutterleib zu sprechen und es unbedingt vorher zu wecken, wenn es schläft. Auch wenn das Kind die Worte nicht versteht, spürt es das Verständnis für die Situation und die Liebe in der Beziehung. Am besten ist es natürlich auch in diesem Fall, den natürlichen Beginn der Wehen abzuwarten.

Wenn eine Periduralanästhesie (PDA) noch möglich ist, kann der erste Kontakt dadurch erfolgen, dass das Baby auf die Brust der Mutter gelegt wird. Dabei sollte ihr das Baby nicht nur für einige Sekunden gezeigt, sondern der Hautkontakt so lange wie möglich aufrechterhalten werden.

Da auch die Geburtsmedizin um die Nachteile der Sectio für das Kind und die Bindungsentwicklung weiß, wird mit der Kaisergeburt experimentiert, bei der die Mutter mit ihren eigenen Händen dabei hilft, das Kind aus ihrem Bauch zu heben. Dadurch soll das Gefühl der Mutter, Teil des Prozesses zu sein, gestärkt und die Unsicherheit, ob es auch das richtige Kind ist, genommen werden.

Gerade bei Vollnarkosen ist es für die Mütter sehr wichtig, dass der Vater zunächst das Bonding übernimmt oder bei seinem Kind bleibt, wenn es noch untersucht oder behandelt werden muss. So kann das Empfinden eines Abbruchs der Mutter-Kind-Beziehung minimiert werden.

> Wenn Ihr Kind per Kaiserschnitt geboren wurde, ist es wichtig, diesen Unterschied im Erleben des Lebensbeginns anzuerkennen und mit Ihrem Kind darüber zu sprechen, sobald es danach fragt. Viele Mütter leugnen diesen Unterschied, weil sie sich nicht schuldig fühlen wollen. Natürlich kann die Sectio gut verlaufen sein, der Körperkontakt nach der Geburt und ein guter Stillbeginn waren möglich, aber das Kind hat nur diese eine Geburtsgeschichte und die war nicht normal. Vielleicht hilft es dem Kind später, bestimmte Ängste oder Persönlichkeitsmerkmale besser zu verstehen, ohne seinen Eltern einen Vorwurf zu machen. Gerade wenn der Geburtsverlauf sehr schwierig war, hat jeder Mensch das Recht, dies ehrlich zu erfahren.
> Auch im Wochenbett und in den ersten Lebenswochen und -jahren können Mutter und Familie einiges tun, um die seelischen Folgen zu mildern: eine gute Stillbeziehung, das Tragen im fest gewickelten Tragetuch, Babymassagen, vielleicht Ergo- oder Physiotherapie, auch psychomotorische Förderung kann Kindern helfen. Später können auch Bindungsanalysen und andere psychotherapeutische Verfahren helfen, diese Erfahrung psychisch zu integrieren und seelisch gesund aufzuwachsen.

Frühgeburt

Eine besonders einschneidende Erfahrung am Anfang des Lebens ist die Frühgeburt. Auch für die Schwangere und den Vater ist diese Situation – da sie ja oft unvorbereitet eintritt – eine emotionale und lebenspraktische Herausforderung. Und obwohl jede individuelle Geschichte anders verlaufen kann, gibt es doch einige Gemeinsamkeiten, die das Frühgeborene, seine Mutter und sein Vater ganz unterschiedlich erleben.

Wir haben heute in Deutschland eine Frühgeborenenrate von 9 Prozent (Müller-Rieckmann 2020). Ab der 23. oder 24. Schwangerschaftswoche hat man eine Überlebenswahrscheinlichkeit von 60 bis 70 Prozent. Je belasteter und früher die Frühchen auf die Welt kommen, desto eher ist mit Komplikationen und auch bleibenden Beeinträchtigungen zu rechnen. Frühgeburtlichkeit ist auch das höchste Sterblichkeitsrisiko für Neugeborene. Wir sprechen von einer Frühgeburt bis zur 36. von etwa 40 Schwangerschaftswochen, wobei sich diese späten Frühgeborenen, wenn keine zusätzlichen Erkrankungen auftreten, ohne Auffälligkeiten entwickeln können.

Ihr Lebensbeginn ist jedoch von einem mehr oder weniger starken Mangel an Entwicklungszeit im Mutterleib überschattet. Frühgeborene können durch die Geburt, die häufig eine Sectio ist, und die neonatologische Intensivtherapie traumatisiert werden, zumal diese mit einer vorübergehenden Trennung von der Mutter verbunden ist. Zudem treffen sie auf psychisch stark belastete Eltern. Deren Schuldgefühle und Ängste können im weiteren Aufwachsen zu Überbehütung führen und damit die Erziehungsfähigkeit beeinträchtigen.

Folgen für das Kind

Aus der Sicht des zu früh geborenen Kindes fehlt eine wichtige Reifezeit für die körperliche und emotionale Entwicklung. Dabei spielt neben dem Wachstum, das im letzten Schwangerschaftsdrittel (Trimester) im Vordergrund steht, auch die Reifung der Organe, insbesondere der Lunge, eine wichtige Rolle für das Kind, um auf das selbstständige Leben außerhalb des Mutterleibs vorbereitet zu sein. Daneben geht es aber auch um die psychische Vorbereitung.

Die Sinne des Fötus entwickeln sich und er kann hören, greifen, schmecken und zwischen Hell und Dunkel unterscheiden. Er spürt Berührungen und kann sich all dies auch vorsprachlich merken, wie die aktuelle Hirnforschung zeigt. Schon lange wird beobachtet, dass gesunde Neugeborene ihre Mutter wiedererkennen und dass die Sprachmelodie, der Herzschlag und der Geruch der Mutter beruhigend wirken. Andererseits erlebt das Kind auch den Stress der Mutter mit, wenn diese unabhängig von der Frühgeburt Angst hat oder emotionalen Spannungen ausgesetzt ist. Es ist bekannt, dass sich solche Stressmuster im Fötus verfestigen können und sein eigenes Stresserleben auch nach der Geburt beeinflussen.

Es gibt verschiedene Gründe für eine Frühgeburt, die vom Fötus miterlebt werden. So kann zum Beispiel eine Unterversorgung durch die Plazenta dazu führen, dass das Kind zu früh geholt wird, um ihm außerhalb des Mutterleibs eine bessere Überlebenschance zu geben. Diese intrauterinen Nahtoderfahrungen können die Geburt auch als Erlösung erscheinen lassen. Andere Frühgeburten kündigen sich durch vorzeitige Wehen an, die dann medizinisch gehemmt werden, oder durch einen zu früh geöffneten Muttermund, der mit einer Cerclage ([Gebärmutterhals-]Umschlingung) wieder verschlossen wird. Auch ein vorzeitiger Blasensprung kann eine Frühgeburt ankündigen. Selbst wenn sich die

Fruchtblase wieder schließen kann und sich Fruchtwasser bildet, bleibt ein erhöhtes Infektionsrisiko.

Folgen für die Eltern

In jedem dieser Fälle wird um jeden Tag des ungeborenen Kindes in der Gebärmutter gekämpft, auch um Lungenreifungsspritzen geben zu können. Das bedeutet für die Schwangere einen mehr oder weniger langen Krankenhausaufenthalt mit Bettruhe. Diese Fokussierung auf jeden weiteren Tag kann die Selbstwirksamkeit der Mutter fördern oder aber ihr die Unzulänglichkeit des eigenen Körpers vor Augen führen, woraus sich Schuldgefühle gegenüber dem Kind oder auch depressive Gefühle der Hilflosigkeit und des Ausgeliefertseins entwickeln können. Die Schwangere kann dabei nur wenig Unterstützung erfahren, da dies in ihrem Körper geschieht. Hinzu kommt die Angst, dass es dem Ungeborenen schlecht gehen könnte und es nicht überleben wird.

Dies sind Gefühle, auf die die werdende Mutter mental überhaupt nicht vorbereitet ist, da ihre innere Lebensplanung noch Wochen vor der Geburtsvorbereitung liegt. Das ungeborene Kind spürt diese Unsicherheit und den inneren Stress der Mutter in einer Zeit, in der es eigentlich darum geht, sich in der Gebärmutter wohlzufühlen und die Vorfreude der Eltern zu spüren. In einer Phase, in der sich gesunde Schwangere in der Regel sehr wohl und aktiv fühlen und das Ungeborene durch ihre Aktivitäten viel körperliche Stimulation erfährt, spürt auch das Kind, dass etwas nicht in Ordnung ist. Man kann es sich als lähmendes Warten ohne körperliche Stimulation vorstellen. Das mögliche Ende der Schwangerschaft ist ständig präsent, wenn Schwangere längere Zeit im Krankenhaus liegen müssen, um die Geburt hinauszuzögern.

Manchmal kündigt sich eine Frühgeburt aber auch unerwartet und spontan an. Dies stellt eine weitere psychische Belastung dar, die wie ein Überfall empfunden werden kann. Die Gebärende und ihr Partner sind oft emotional überfordert, weil sie sich spontan und unvorbereitet einem invasiven klinischen Eingriff ausgesetzt fühlen, der als traumatisch erlebt werden kann.

Rückblickend empfinden es viele Eltern als Glück, dass ihnen und ihrem Kind geholfen werden konnte, insbesondere natürlich dann, wenn die Komplikationen reduziert werden können und sie nach den Wochen in der Neonatologie mit einem gesunden Kind nach Hause entlassen werden. Dies ist jedoch nicht immer der Fall, viele Frühgeborene benötigen eine Anschlussbehandlung und verbringen oft ihre ersten Lebensjahre in unterschiedlichen Behandlungssettings und Förderprogrammen. Einerseits sind die Eltern froh, dass dies der gesunden Entwicklung ihres Kindes dient, andererseits bleibt das Kind dadurch immer im Fokus der Defizitwahrnehmung und wird möglicherweise in einen Schutzkokon gehüllt, der altersgemäße Misserfolgserfahrungen verhindert. Darüber hinaus ist immer zu bedenken, dass das Entwicklungsalter entsprechend korrigiert werden muss, da zum Beispiel ein zehn Wochen zu früh geborenes Kind die normalen Meilensteine der kindlichen Reifung nicht in dem Maße erreichen kann wie ein reif geborenes Kind.

Früh geborene Zwillinge

An dieser Stelle sei darauf hingewiesen, dass auch Zwillinge und Mehrlinge häufig zu früh geboren werden. Nimmt man ihre Lebensrealität im Mutterleib ernst, müssen sie eine doppelte Grenzerfahrung machen. Seitdem bekannt ist, dass sich die Föten im Mutterleib gezielt berühren, dass sie sensorische Erinnerungen an ihren Zwilling haben und dass sie im nachgeburtlichen Leben durch wissenschaftlich noch nicht erklärbare, aber von Zwillingen immer wieder beschriebene seelische Schwingungen verbunden sind, wäre es nur naheliegend, sie bei Bedarf gemeinsam in ein Wärmebettchen zu legen. So müssten sie nicht nur den Verlust der intrauterinen Umgebung kompensieren, sondern ihnen bliebe auch der Verlust des vertrauten Geschwisters erspart. Die nonverbale Verständigung und die seelische Verbundenheit, die es den Zwillingen später ermöglicht, das Wohlergehen des anderen über große Entfernungen zu spüren, könnte genutzt werden, um sich gegenseitig zu unterstützen. Seltene Beispiele, bei denen ein sterbender Zwilling, wenn sein anderer Zwilling zum Abschied an seiner Seite lag, wieder zu neuem Leben erwachte, zeugen von dieser stärkenden Kraft untereinander.

Die gesamte Zwillingsforschung wird in den westlichen Kulturen vom Individualitätsparadigma überlagert, obwohl zahlreiche neuere Studien zeigen, dass Zwillinge glücklicher und zufriedener sind und sich ebenso individuell entwickeln, wenn sie viel Körperkontakt und Gemeinsamkeit erleben. Insofern sollte es zur Regel werden, dass Zwillinge und auch höhere Mehrlinge in der Neonatologie zumindest zeitweise Körperkontakt haben dürfen. Vor allem in besonders schwierigen Situationen könnte so – ohne zusätzliche medizinische Intervention – eine geschwisterliche Heilungsressource ermöglicht werden.

Wenn Zwillinge unterschiedliche Anpassungsprobleme oder Krankheiten haben, kann es sein, dass sie sich in ihrer weiteren Entwicklung unterscheiden. Aber auch hier ist es ratsam, so viele Gemeinsamkeiten wie möglich zu schaffen, da sie nicht nur Motoren der Entwicklung, sondern auch Objekte des Übergangs füreinander sind.

Wachsende Überlebenschancen

Die Neonatologie hat sich in den letzten Jahrzehnten enorm entwickelt, sodass heute ein in der 24. Schwangerschaftswoche extrem früh geborenes Baby eine hohe Überlebenschance hat. Auch die Lebensqualität dieser Frühgeborenen ist besser als in den vergangenen Jahrzehnten, weil sich die Pflege weiterentwickelt hat und viele Komplikationen minimiert werden können. Dabei ist die wichtigste Verbesserung nicht in erster Linie eine medizinische, sondern die Erfahrung, dass eine sanfte, an den Bedürfnissen des Kindes orientierte Pflege zu besseren Ergebnissen führt.

Das bedeutet, die Inkubatoren gebärmutterähnlich zu gestalten, indem sie abgedunkelt werden, laute Geräusche vermieden werden, die Kinder eingewickelt werden und so bald wie möglich der Körperkontakt zur Mutter und auch zum Vater gefördert wird, da dies die Vitalfunktionen stabilisiert. Auch die Väter werden also in diese Strategie des frühen Bondings und der »Känguru-Pflege« einbezogen und berichten überwiegend von positiven Erfahrungen, da auch hierdurch das Ohnmachtserleben reduziert wird und das Kind durch die körperliche Nähe zu einem realen Gegenüber mit eigenen Bewegungen und Kontaktimpulsen wird. Es liegt nicht mehr nur zugedeckt im Inkubator, sondern wird auch psychisch zum eigenen Kind. Der innere Prozess des Mutter- und Vaterwerdens wird unterstützt, da sich die Eltern vom imaginierten Kind verabschieden und eine Beziehung zum real spür- und erlebbaren Kind aufbauen können. Bei Vätern dauert dies in der Regel etwas länger, da ihnen die körperlichen Vorerfahrungen fehlen.

In der Neonatologie werden drei Stadien von Frühgeburtlichkeit unterschieden (Sarimski 2021):

1. extreme Frühgeburt: 24 bis 28 Schwangerschaftswochen,

2. sehr unreife Frühgeburt: 28 bis 31 6/7 Schwangerschaftswochen,
3. mäßig bis moderat früh geborene Kinder: 32 bis < 36 6/7 Schwangerschaftswochen.

Außerdem gibt es noch die Unterscheidung nach dem Geburtsgewicht:
1. < 1000 g: extrem niedriges Geburtsgewicht (ELBW, *extremely low birth weight*),
2. 1000 bis 1499 g: sehr niedriges Geburtsgewicht (VLBW, *very low birth weight*),
3. 1500 bis 2500 g: niedriges Geburtsgewicht (LBW, *low birth weight*).

Abhängig von den Stadien und dem Geburtsgewicht können sich Risiken im Verlauf der Behandlung auf der Intensivstation und darüber hinaus entwickeln. Sind es zu Beginn eher Atemprobleme, Hirnblutungen und so weiter, die besorgniserregend werden können, so kommen später Gedeih- und andere Regulationsstörungen hinzu. Wenn man sich den Überlebenskampf dieser kleinen Wesen vergegenwärtigt, tragen sie im Unbewussten schwere Lasten mit sich, die sie zum großen Teil allein tragen mussten, den Eingriffen – so notwendig sie auch sein mögen – ausgeliefert, viele schmerzliche Situationen absoluter Hilflosigkeit erlebend. Neben den somatischen Entwicklungsprozessen und der Bewältigung von zum Teil dramatischen Erkrankungen müssen auch die seelischen Wunden heilen.

In späteren Kapiteln nenne ich Ihnen dazu Möglichkeiten, hier sei aber bereits darauf hingewiesen, dass man sich in diese ungünstigen Bedingungen des Lebensanfangs einfühlen sollte und mit diesem Verständnis dazu beitragen kann, dass es nicht erst zu psychischen Störungen kommen muss. 20 Prozent der Frühgeborenen entwickeln Verhaltensauffälligkeiten, eine erhöhte Prävalenz zeigt sich auch bei Aufmerksamkeitsstörungen (vierfach). Das im Vergleich zu Reifgeborenen siebenfach erhöhte Risiko für psychische Störungen kann durch frühzeitige Prävention minimiert werden.

Wie Bindung trotzdem gelingen kann

Aus der Sicht der Mutter spielen viele körperliche und seelische Aspekte eine Rolle, um gut in die Mutterschaft mit einem Frühgeborenen hineinzuwachsen und eine Bindung zum Kind aufzubauen, die eine Nachreifung ermöglicht. Die idealtypische Entwicklung einer Schwangerschaft wurde unterbrochen, viele Mütter fühlen sich um einen Teil der Schwangerschaft betrogen, für einige kommt dies einem traumatischen Ereignis nahe. Daher treten auch bei den Müttern Frühgeborener häufiger psychische Probleme auf, für deren Bearbeitung oder Behandlung Zeit eingeplant werden sollte. Mütter erleben oft eine extreme Abhängigkeit vom Pflege- und Gesundheitspersonal. Das fängt schon beim Stillen an. Besonders für Erstgebärende ohne Erfahrung ist es schwierig, den Milchfluss in Gang zu bringen, wenn die Mutter mit einer Milchpumpe allein gelassen wird, um ihr Kind mit der gerade für Frühgeborene so wichtigen Nahrung zu versorgen. Die Frühgeborenen haben oft noch keinen ausreichenden Saugreflex oder ermüden sehr schnell, häufig ist zunächst auch nur eine Ernährung über eine Magensonde möglich. Unter Tränen kämpfen die Mütter um jedes Milligramm, denn es fehlen mehrere Komponenten, die den Milcheinschuss fördern: Die Hormone einer natürlichen Geburt, der ausgiebige Körperkontakt nach der Geburt und auch die Bindungssignale des Kindes sind noch nicht ausgereift, zum Beispiel der intensive Blickkontakt.

Zu der Trauer, die Schwangerschaft nicht bis zum Ende ausgetragen zu haben, und zu der latenten Angst um die Gesundheit des Kindes treten Ohnmacht und Hilflosigkeit hinzu, weil die Mütter mit ihrem Kind und den Möglichkeiten seiner Versorgung noch nicht vertraut sind. Am dramatischsten sind oft die Schuldgefühle und die damit verbundene Suche nach dem, was sie falsch gemacht haben könnten. Oft stehen die Mütter wochenlang wie neben sich, funktionieren und versuchen, die Zeit mit dem Baby zu genießen, kommen aber manchmal noch nicht richtig in ihre Muttergefühle hinein, was die Schuldgefühle noch verstärkt. Es fehlten die psychische Phase der Vorfreude und auch das so prägende positive Geburtserlebnis, das mit seinen Hormonen die Bindung zwischen Mutter und Neugeborenem fördert. Viele Mütter berichten von einem Schleier, der noch lange zwischen ihnen und der äußeren Situation liegt, der als Schutz zu verstehen ist, um sich nicht völlig von Ängsten um das Frühgeborene und von Beschützerinstinkten überwältigen zu lassen. Gleichzeitig ist es auch eine Abwehr gegen emotionale Überflutung, denn die Mutter wird ja für den Körperkontakt gebraucht, weil sich das Kind dort am sichersten fühlt, kennt es doch ihre Herz- und Atemgeräusche bereits aus der Gebärmutter.

Die Mütter können sich in ihrem Verhalten stark verunsichert fühlen, da das Pflegepersonal viel besser weiß, wie etwas zu tun ist. Gerade wenn der Vater wieder arbeiten geht, verstärkt sich das Gefühl der Einsamkeit. Die Unterordnung der eigenen Bedürfnisse und die Priorisierung des Kindes können zu emotionaler Überforderung führen, insbesondere wenn das Frühgeborene weiteren Interventionen oder Operationen ausgesetzt ist. Dann ist eine emotionale Erholung kaum möglich.

Um den Kontrollverlust über das Wohlergehen des Kindes zu kompensieren, entwickeln manche Mütter Rückeroberungsstrategien. Das kann bedeuten, das gesamte Umfeld des Kindes kontrollieren zu wollen, und gipfelt in dem Impuls, das Kind auch dann nicht abgeben zu können, wenn es möglich wäre, sich Freiräume für die eigene Erholung oder Pflege der Partnerschaft zu schaffen. Erfreulicherweise berichten viele Paare, die diese Zeit gemeinsam bewältigt haben, dass sie dadurch enger zusammengerückt sind.

Auch über das väterliche Erleben einer Frühgeburt wissen wir inzwischen einiges. Väter werden häufig nicht angemessen in die oft mit schnell zu treffenden Entscheidungen verbundenen Prozesse einbezogen. Sie berichten von stundenlangem Warten, ohne informiert zu werden, oder sie werden in eine OP-Situation geworfen, in der sie um das Leben ihrer Partnerin und das ihres Kindes bangen, ohne wirklich zu verstehen, was geschieht. Die Abwehr besteht dann in einem die Emotionen abspaltenden Funktionieren. Das Gefühl, Vater zu sein, braucht dadurch oft eine längere Anpassungszeit.

Keine Verbindung zum Kind zu spüren und sich aus der starken Mutter-Kind-Symbiose ausgeschlossen zu fühlen, führt dann tatsächlich auch bei vielen Vätern zu einer Behinderung der Entwicklung einer sicheren Bindung, jedenfalls hat die Hälfte der Väter keine sichere Bindung zu ihrem frühgeborenen Kind im Vergleich zu reif geborenen Säuglingen (Väter von Frühgeborenen zu 36,4 Prozent sichere Bindung gegenüber 65 Prozent bei reif geborenen Säuglingen [Reichert und Rüdiger 2013]).

Die Väterforschung weist auch darauf hin, dass es Vätern schwerer fällt, Behinderungen ihrer Kinder zu akzeptieren und chronische Erkrankungen väterlich adäquat zu begleiten, was leider zu einer erhöhten Trennungsrate der Eltern von Säuglingen und Kleinkindern mit Behinderung führt. Dies zu vermeiden, hieße, rechtzeitig zu erkennen, dass die Bewältigungsstrategien von Müttern und Vätern unterschiedlich sind. Wenn diese Unterschiede besprochen und gegenseitig anerkannt werden – dies möglichst auch professionell begleitet – könnte eine solche Trennung wahrscheinlich häufiger vermieden werden und dem Kind der so wichtige Vater erhalten bleiben.

Die Bewältigungsstrategie vieler Väter ist das Verbergen der eigenen Emotionen, oft auch die Flucht in die Berufstätigkeit. Dabei bräuchten sie auch als Vater eines Frühgeborenen Selbstvertrauen und Kompetenzerleben, das ihnen in elternorientierten Perinatalzentren vermittelt wird und mit dem sie gut in ihre durchaus herausfordernde Vaterrolle – an der Seite der Mutter – hineinwachsen können.

Eltern von Frühgeborenen sehnen sich zunächst danach, die Klinik bald mit ihrem Kind verlassen zu können, und meistern bei entsprechender Vorbereitung den Übergang in die häusliche Umgebung in der Regel sehr gut. Die vertraute Atmosphäre fördert die Einheit der Familie. Dazu gehört auch die Einbeziehung älterer Geschwister, die über einen längeren Zeitraum mehr oder weniger auf ihre Eltern verzichten mussten. Die Geschwister sollten so früh wie möglich über die Situation informiert und einbezogen werden, um Eifersüchteleien zu vermeiden. Dies wird in der Regel gelingen, wenn der Wunsch nach Normalität in der Familie wieder erfüllt werden kann. Ist das Frühgeborene zusätzlich beständig pflegebedürftig, wird es wichtig sein, andere »Ressourcen« – zum Beispiel die Großeltern – zu aktivieren, um zu verhindern, dass die Geschwister dauerhaft in den Schatten des Frühgeborenen geraten. Ihre Einbeziehung in die Pflege kann auch eine stärkende Geschwisterbeziehung begründen.

Auch mit dem Frühgeborenen sollte der Beginn seines Lebens altersgemäß thematisiert werden. Ein eigenes Fotoalbum mit Bildern seiner Entwicklung kann ihm später bei der psychischen Verarbeitung helfen – dazu gehören auch die »schlimmen« Fotos aus den ersten Tagen und Wochen, auf denen die Schläuche und anderen Hilfsmittel zu sehen sind, denn nichts ist für Kinder beängstigender, als sich vorzustellen, wie es wohl im Inkubator gewesen sein mag.

Übrigens: Neuere innovative Ansätze in der Frühgeborenenmedizin gehen bei der Nachahmung natürlicher Prozesse noch einen Schritt weiter und versuchen, die Frühgeborenen in eine fruchtwasserähnliche Flüssigkeit hineingleiten zu lassen, um den Übergang in die Außenwelt für sie noch sanfter zu gestalten. Diese Versuche mit extrakorporalen Gebärmüttern können uns in ethischer Hinsicht erschrecken, denn wann wird der Uterus der austragenden Frau überhaupt noch gebraucht, wenn ein Embryo aus der Petrischale direkt in einen künstlichen Uterus hineinwächst? Aber das sind zum Glück noch Szenarien aus Science-Fiction-Filmen.

Um eine Frühgeburt gut in das Leben und in die Biografie des Kindes und der Familie zu integrieren, ist es wichtig, die schmerzlichen und existenziellen Erfahrungen auch emotional anzuerkennen. Gleichzeitig ist es wichtig, dass sich die Eltern gegenseitig unterstützen. Auch wenn zunächst die Mutter aufgrund ihrer biologischen Nähe zum Frühgeborenen (Erinnerungen des Fötus an die Gebärmutterumgebung, eigene medizinische Behandlung zum Beispiel durch Kaiserschnitt und Stillbeziehung) mehr Unterstützung braucht, darf der Vater in seiner inneren Not nicht vergessen werden.

Wenn die Mutter zu sehr von ihren eigenen Gefühlen überwältigt ist und auch der Vater ihr wenig helfen kann, braucht es Unterstützung, sowohl im praktischen als auch im emotionalen Sinne. Dabei können Familie, Freunde, aber auch Beratungsstellen hilfreiche Angebote sein. Gerade weil in den ersten Wochen und Monaten im Leben des Frühgeborenen viele Behandlungen entschieden werden müssen und auch Zeit brauchen, bleibt oft zu wenig Raum für die Begegnung des Elternpaars. Die Unterstützung des Paars kann auch eine Aufgabe einfühlsamer Großeltern sein. Ältere Geschwister sollten ihrem Alter entsprechend so früh wie möglich einbezogen werden.

Und wenn Zwillinge zu früh auf die Welt kommen, brauchen sie neben aller Pflege und Unterstützung der Vitalfunktionen vor allem eines: Körperkontakt mit dem anderen Zwilling, der ihnen schon aus der Gebärmutter vertraut ist.

Wenn ein Zwilling allein überlebt

Erst in den letzten Jahren hat ein Thema im Zusammenhang mit Schwangerschaft und Geburt, über das in der Öffentlichkeit nur selten gesprochen wird, an Bedeutung gewonnen. Bei diesem Thema treffen mehrere Dimensionen aufeinander. Da ist zum einen die Perspektive der Mutter und des Vaters, dann die Sicht der Freunde und Verwandten und schließlich die Betroffenheit des überlebenden Zwillings.

Die Zahl der Betroffenen ist größer, als man auf den ersten Blick vermutet, denn seit Langem ist bekannt, dass etwa jede zehnte Schwangerschaft mit Mehrlingen beginnt (Austermann und Austermann 2006). Die meisten Zwillinge »verschwinden« innerhalb der ersten drei Monate. Nur 10 Prozent davon werden als Zwillinge geboren. Mehr als zwei Drittel entstehen durch die Einnistung zweier Eizellen, weniger als ein Drittel sind eineiige oder identische Zwillinge, bei denen sich die Eizelle teilt und zwei Kinder heranreifen. Das Phänomen betrifft also circa 10 Prozent der Bevölkerung.

Der Verlust eines Zwillings während der Schwangerschaft wird heute sehr viel häufiger festgestellt als zu der Zeit, als die Ultraschalldiagnostik noch nicht so aussagekräftig war und nicht so früh eingesetzt wurde. Außerdem ist die Zahl der Zwillingsschwangerschaften in den letzten Jahrzehnten gestiegen (um etwa 12 Prozent), was mit dem höheren Gebäralter der Frauen und den reproduktionsmedizinischen Verfahren zusammenhängt. Während der Schwangerschaft kann ein Fötus bei Mehrlingsschwangerschaften unterversorgt sein oder sich aus anderen Gründen nicht entwickeln und absterben. In der frühen Schwangerschaft wird er vom Körper aufgenommen oder später an die Gebärmutterwand gedrückt (sogenannter Papierzwilling). Wenn bei Vorsorgeuntersuchungen festgestellt wird, dass ein Kind nicht mehr am Leben ist, entstehen in den Eltern widersprüchliche Gefühle. Auf der einen Seite stehen die Sorge um den Fortbestand der Schwangerschaft und die Angst vor dem Verlust des zweiten Kindes. Andererseits hoffen die Eltern, das überlebende Kind gesund zur Welt bringen zu können. In jedem Fall ist die Schwangerschaft belastet und die Eltern sind verunsichert.

Stirbt ein Zwilling später, kann es zu einer Frühgeburt kommen, die auch für den überlebenden Zwilling ein Risiko darstellt. Kinder, die kurz vor der Geburt im Mutterleib sterben, machen das Geburtserlebnis zu einem ambivalenten Ereignis, bei dem Tod und Leben eng miteinander verbunden sind. Der Tod eines Zwillingskindes während oder kurz nach der Geburt ist für die Eltern eine dramatische Erfahrung, die eine gute professionelle Begleitung erfordert. Auch wenn eines der Kinder auf der Intensivstation stirbt, haben die Eltern bereits eine mehr oder weniger starke Bindung zu dem kranken Kind aufgebaut, bangen um das überlebende Kind und müssen ihre Hoffnungen und Wünsche anpassen, also ihr Leben als Eltern neu erfinden.

Immer gibt es danach eine verzweifelte Kindesmutter, einen hilflosen und traurigen Vater und ein Neugeborenes, das allein aufwachsen muss. Hinzu kommen die Geschwister, die ebenfalls stark von dem Verlust betroffen sein können, einschließlich des erweiterten Familienkreises.

Folgen der »halb leeren Wiege« für die Eltern

Je nach Zeitpunkt des (Ab-)Sterbens eines Zwillings erleben Mutter und Vater dies unterschiedlich intensiv. Das hängt von der bereits bestehenden Bindung, den Erwartungen und der Vorgeschichte ab. Wenn sich die Eltern eher Sorgen darüber gemacht haben, wie sie ihr Leben mit Zwillingen gestalten sollen, wird es ihnen möglicherweise leichter fallen, als wenn die Zwillinge zum Beispiel das Ergebnis einer assistierten Reproduktion und damit mehr als erwünscht sind. Stirbt ein Kind in der Spätschwangerschaft, während der Geburt oder einer intensivmedizinischen Behandlung, sind die Trauerprozesse oft tiefgreifender, weil das Kind bereits sehr real und mit Fantasien aufgeladen ist, einen Namen und ein Geschlecht hat.

Letztlich machen die Eltern mit diesem Verlust die gleichen Erfahrungen wie mit dem Tod *eines* Kindes. Hier kommen jedoch die Freude über das überlebende Kind, die Verbundenheit mit ihm und die Fürsorge hinzu.

Diese hohe Ambivalenz betrifft Mütter und Väter unterschiedlich. Die starke körperliche Beteiligung der Frau und die gegebenenfalls notwendige medizinische Betreuung der Mutter, der Stillbeginn und alle (auch hormonellen) Umstellungen müssen psychosomatisch anders begleitet werden als die Betroffenheit des Vaters. Wenn er zunächst noch stärker in die Versorgung des überlebenden Kindes eingebunden ist, weil die Mutter noch nicht aufstehen kann, bleibt oft noch kein Raum für Trauer. Väter sind dann auch hin- und hergerissen zwischen der Sorge um das Wohl der Frau und dem des Kindes, sodass die Erkenntnis, dass ein Kind gestorben ist, erst allmählich in ihrer Seele ankommt. Viele Väter wollen stark sein, funktionieren und unterstützen. Das ist legitim und wichtig, aber im Umgang mit den Eltern dürfen die Bedürfnisse des Vaters nicht übersehen werden, denn auch er hat eine »halb leere Wiege«.

Für die Eltern ist es wichtig, dass sie beides erleben (können): Verzweiflung und Trauer um das verstorbene Kind und (Vor-) Freude und Glück über das überlebende Kind. Der verlorene Zwilling gehört genauso zur Familie wie das andere Kind. Insbesondere wenn auch das überlebende Kind krank oder behindert ist oder als Frühgeborenes vielleicht noch länger im Krankenhaus liegen muss, treten intensive Gefühle auf, die manchmal auch verdrängt, abgespalten oder nicht gezeigt werden wollen. Die Umstellungsphase nach der Geburt ist überlagert von Erlebnissen, die eigentlich nicht in ein normales Wochenbett gehören.

Welche Rolle kommt dem überlebenden Kind zu und wie kann man sich von dem verstorbenen Kind verabschieden? In einer solchen Situation treffen die Bedürfnisse des überlebenden Säuglings auf Eltern, die von der Situation, ein Kind verloren zu haben, absorbiert sind. Das Baby wird von Zeit zu Zeit die Traurigkeit oder emotionale Abwesenheit spüren, was zu einer instabilen Bindung führen kann. Die besondere Herausforderung für Mutter und Vater besteht darin, zu trauern, ohne das lebende Kind aus dem Blick zu verlieren. Dies gelingt am ehesten, wenn es die Eltern schaffen, beide Kinder getrennt voneinander zu betrachten und das verstorbene Kind nicht auf das lebende Kind zu projizieren. Je präsenter der Verlust im Familienleben ist, desto leichter fällt es dem allein gebliebenen Zwilling, nicht für zwei leben zu müssen.

Aber auch ein Verlust in der Frühschwangerschaft kann sehr schmerzhaft sein, denn es gilt, einen Abschied zu verarbeiten und gleichzeitig gut für sich selbst zu sorgen, damit die weitere Schwangerschaft möglichst komplikationslos verläuft.

Neben einer guten medizinischen und psychosozialen Versorgung sind auch Freunde und Verwandte wichtig. In der Familie aufgehoben zu sein und darüber sprechen zu können, kann den Eltern helfen, mit dem Verlust umzugehen. Abschiedsrituale können gemeinsam entwickelt werden, denn anders als bei einer Fehlgeburt oder einer kleinen Geburt – also etwa einem Schwangerschaftsabbruch im Frühstadium – gibt es kaum eine Möglichkeit, ein Grab für den in der Schwangerschaft abgegangenen Zwilling zu füllen. Wenn ihre Trauer gelebt werden darf, können sich Mutter und Vater besser auf das überlebende Kind vorbereiten.

Wird ein Zwilling tot geboren und der andere überlebt, können alle Rituale angewendet werden, die auch für eine einzelne stille Geburt gelten. In jedem Fall sind Familie und Freunde wichtig, damit das Kind real sein kann und andere diesem kleinen Menschen, den sie nicht kennenlernen konnten, einen Platz geben und wertvolle Erinnerungen schaffen können. Eltern brauchen diese Form von Anerkennung ihres Verlustes, um darüber sprechen zu können und sich ernst genommen zu fühlen.

In diesem Zusammenhang sollte auch immer daran gedacht werden, Großeltern, Geschwister und andere für die Eltern wichtige Personen in den Abschied einzubeziehen. Es ist heute üblich, diesen Abschied in der Klinik zu ermöglichen und im Idealfall psychologisch und logistisch zu begleiten. Auch für den überlebenden Zwilling ist es später wichtig, mit mehreren Menschen über den verstorbenen Zwilling sprechen zu können. Wie hat er ausgesehen? Was war an ihm besonders schön? Vielleicht gibt es sogar von Ähnlichkeiten zu berichten.

Folgen für den überlebenden Zwilling

Abschließend soll hier insbesondere auf die Perspektive des überlebenden Zwillings eingegangen werden. Welche Rolle kann der verstorbene Zwilling im weiteren Leben spielen? Wie kann ein seelisch gesundes Aufwachsen dennoch ermöglicht werden?

Früher wurde ein bereits verstorbener Zwilling oft erst bei der Geburt durch Ansätze einer zweiten Nabelschnur an der Plazenta oder durch Spuren in der Nachgeburt bemerkt. Heute gibt es viele Erwachsene, die nicht sicher wissen, ob sie in der Schwangerschaft einmal einen Zwilling hatten, weil es nicht bekannt war oder die Eltern es ihnen aus falsch verstandener Rücksichtnahme verschwiegen haben. Dies kann zu lebenslangen Verlustängsten führen, zu einem Gefühl der Leere oder Unvollständigkeit und dazu, das Leben für einen anderen leben zu müssen. Die Ungewissheit darüber kann schwer auf der Seele lasten, deshalb ist es gerade jetzt so wichtig, dass dies kein Geheimnis bleibt und das Kind so früh wie möglich ganz selbstverständlich erfährt, dass es nicht allein im Mutterleib war. Dies gilt selbstverständlich auch für Zwillinge, die kurz vor, während oder nach der Geburt verstorben sind. Auch Geschwisterkinder sollten dies auf eine altersgerechte Art erfahren und in den Abschiedsprozess einbezogen werden. Jedes Familiengeheimnis ist wirkmächtiger als die ausgesprochene Wahrheit. Nur so können die allein gebliebenen Zwillinge dies in ihre Biografie integrieren und seelisch verarbeiten.

Aus der Hirnforschung ist bekannt, dass spätestens ab der 24. Schwangerschaftswoche Erinnerungen im Gehirn gespeichert werden. Auch glauben allein gebliebene Zwillinge, sich an Berührungen zu erinnern und beschreiben den Tod des Zwillings als Kältegefühl. Es wird auch von Träumen berichtet, in denen eine besondere Zweisamkeit erlebt wird. In jedem Fall können Interaktionen zwischen den Föten in der Gebärmutter beobachtet werden: Sie berühren sich gezielt gegenseitig, wenden sich einander zu oder ab, rangeln miteinander um Platz, stimmen ihren Schlaf-Wach-Rhythmus aufeinander ab und anderes mehr.

An der Erinnerung des überlebenden Zwillings kann auch deshalb kein Zweifel bestehen, weil sich beim Ungeborenen Geschmacks-, Geruchs-, Gehör- und Tastsinn um die 13. Schwangerschaftswoche herum entwickeln. Ab der 14. Schwangerschaftswoche können auch Hell und Dunkel wahrgenommen werden und im siebten Monat öffnet der Fötus die Augen. Gesten und Verhaltensweisen lassen Rückschlüsse auf die Wahrnehmung zu: trinken, Daumen lutschen, gähnen, Stirn runzeln und so weiter. Ab der 21. Schwangerschaftswoche zeigt der Fötus die typischen Augenbewegungen des REM-Schlafs, das heißt, er träumt (REM steht für *rapid eye movements*, also »schnelle Augenbewegungen«).

Lernen ist nur möglich, wenn ein Gedächtnis vorhanden ist. Lernprozesse wurden bereits bei Föten im Mutterleib nachgewiesen. Und unabhängig vom Gehirn wurde auch ein zelluläres Gedächtnis entdeckt. Insofern kann man von einem fötalen Bewusstsein ausgehen, für das es allerdings noch keine Worte gibt; und gerade deshalb ist es nicht egal, wenn ein Zwilling verloren geht. Alle Zwillinge erleben Trennungen als bedrohlich, nicht erst nach der Geburt.

Wenn ein Zwilling stirbt, ist der überlebende Zwilling dem anderen am nächsten und erlebt auf einer vorsprachlichen Ebene den Verlust einer vertrauten Person. Dies löst innere Suchbewegungen aus, die die Ausbildung einer reifen Identität lebenslang behindern können, insbesondere wenn keine Klarheit darüber besteht oder kein Raum für Trauer sein kann oder darf.

Aber auch wenn die Eltern den allein gebliebenen Zwilling sehr gut betreuen und begleiten und einer glücklichen Kindheit nichts im Wege steht, hinterlässt der Verlust Spuren. Zum einen, weil im

Blick der Eltern auf das Kind immer auch der verstorbene Zwilling gesehen wird. Zum anderen hat das Ungeborene den Tod des Zwillings hautnah miterlebt. Je später in der Schwangerschaft er sich ereignet, desto dramatischer nimmt der Fötus den Tod wahr. Es gibt ja noch kein Verständnis für den Tod.

Im weiteren Verlauf der Schwangerschaft können zwei Verhaltensweisen beobachtet werden. Entweder gerät das Ungeborene in Panik, ist während der restlichen Schwangerschaft sehr unruhig, bewegt sich viel und ist nach der Geburt ängstlich, als ob etwas Bedrohliches passieren könnte. Es kann aber auch in einen Schockzustand verfallen, sich kaum noch bewegen, als wäre es erstarrt. In jedem Fall löst sich der Wir-Zustand auf. Wenn der verstorbene Zwilling ein kleiner mumifizierter Körper in der Plazenta bleibt, lebt der überlebende Zwilling neben einem Leichnam.

Aber auch wenn eine Trennung während oder nach der Geburt stattgefunden hat, bleibt die Sehnsucht nach Wiederannäherung. Findet diese nicht statt, dauert eine Leere an, die das Unbewusste des Säuglings noch nicht füllen kann.

Trotz aller Bemühungen besteht beim überlebenden Zwilling das Gefühl fort, dass ihm jemand oder etwas fehlt, was zu innerer Einsamkeit führen kann. Viele Betroffene fühlen sich auch schuldig, denn unbewusst taucht der Gedanke auf, sie hätten den Zwilling nicht halten oder retten können oder sogar zu seinem Tod beigetragen. Manche entwickeln Todesfantasien, die sie dem Verlorenen näher bringen können. Für die Entwicklung von zum Beispiel Depressionen, Suizidgedanken oder Magersucht sind jedoch die Erfahrungen im weiteren Leben entscheidend.

Manche Zwillinge empfinden auch Wut darüber, verlassen worden zu sein, und haben Mühe, mit Verlusten umzugehen. Zu anderen Phänomen, von denen berichtet wird, gehört es, Dinge doppelt zu kaufen (oder bei Kindern auch zu malen) oder aber nur die Hälfte zu nehmen, zum Beispiel beim Essen. Je bewusster diese Verhaltensweisen interpretiert werden können, desto leichter fällt es, gelassen damit umzugehen oder produktive Rituale daraus zu entwickeln.

Da Zwillinge bereits im Mutterleib eng miteinander verbunden sind und die psychologische Zwillingsforschung eine lebenslange intuitive Verbundenheit zwischen Zwillingen beschreibt, ist es für den allein überlebenden Zwilling existenziell, den verlorenen in sein Leben zu integrieren. Dies kann auch durch den sogenannten Wickeltischdialog der Eltern mit dem Neugeborenen initiiert werden. Das ist sozusagen eine alltagsintegrierte Unterstützung des kindlichen Spracherwerbs beim Wickeln. Im Idealfall sollte sich das Kind an keinen Zeitpunkt erinnern können, an dem ihm die Geschichte seines Zwillings erstmals erzählt wurde.
Mit dem Kind über seinen verstorbenen Zwilling zu sprechen, kann auch den Eltern helfen, den Verlust psychisch zu verarbeiten. Beim Kind kann die Entwicklung psychischer Störungen vermieden werden. Das heranwachsende Kind sollte jedoch nicht die Last tragen, für den verstorbenen Zwilling »mitleben« zu müssen. Die Wertschätzung der gemeinsamen Zeit hilft ihm, diese biografische Besonderheit zu akzeptieren und einen inneren Raum zu schaffen, in dem es sich nicht allein fühlt.

Stille Geburt und Fehlgeburt

In diesem Kapitel geht es um *kinderlose Mütter*, denn jede Schwangerschaft, auch wenn sie nicht ausgetragen werden kann oder das Kind stirbt, macht die Frau zur Mutter. Ihre Biografie ist ohne das verlorene Kind nicht vollständig. Bei ihr selbst, bei vor- oder nachgeborenen Kindern, beim Partner und im Genogramm der Familie – also in den Mustern der generationenübergreifenden Familiengeschichte – hinterlässt diese unerfüllte Schwangerschaft Spuren.

Die Aufrechterhaltung einer Schwangerschaft ist an viele biologische, aber auch soziale und psychische Bedingungen geknüpft, die wiederum ineinandergreifen. Gerade in der Frühschwangerschaft gilt oft das Alles-oder-nichts-Prinzip. Gelingt die Einnistung nicht oder ist der Embryo nicht überlebensfähig, wird er zusammen mit der Gebärmutterschleimhaut abgestoßen. Dies ist bei jeder dritten festgestellten Schwangerschaft der Fall. Wenn die empfindlichen ersten etwa zwölf Wochen vorbei sind, besteht eine erhöhte Wahrscheinlichkeit, dass sich der Fötus weiterentwickelt.

Aborte werden oft »kleine Geburten« genannt, weil der tote Fötus geboren werden muss und nach der 12. Schwangerschaftswoche nicht mehr abgesaugt werden kann. Dies kann langwierig und schmerzhaft sein, da die Wehen Zeit brauchen, um den Muttermund zu öffnen, der die Schwangerschaft ja eigentlich aufrechterhalten soll.

Ab etwa der 24. Schwangerschaftswoche besteht für diese extremen Frühgeburten eine Überlebenswahrscheinlichkeit, die mit jedem weiteren Tag im Mutterleib steigt, weshalb immer versucht wird, die Schwangerschaft zu erhalten, damit das Kind weiter reifen kann. Stirbt das Kind in dieser Zeit im Mutterleib, spricht man von einer stillen oder Totgeburt, da ein totes Kind zur Welt gebracht werden muss. Dies ist für die Mutter nicht nur eine psychische Ausnahmesituation, sondern oft auch körperlich sehr anstrengend, da das Kind ihr nicht durch eigene Bewegungen auf seinem Weg helfen kann.

Als besonders dramatisch werden stille Geburten empfunden, bei denen das ungeborene Kind in den Vorsorgeuntersuchungen zunächst als gesund beurteilt wurde und erst kurz vor der errechneten Geburt verstirbt. Bei diesen Totgeburten sind die Kinder fast vollständig ausgereift und ihr Tod ist oft nicht nur ein Schock, sondern vielfach auch unerklärlich.

Stirbt das Neugeborene perinatal innerhalb der ersten sieben Lebenstage, hat sich bei den Eltern möglicherweise bereits eine starke Bindung zu ihm entwickelt, die den Verlust noch tragischer erscheinen lässt.

In jedem Fall hilft es den Eltern, wenn der Grund für den Tod bekannt ist. Das wirkt unterstützend auf die Verarbeitung des Verlustes, weil es Schuldgefühle reduzieren kann.

Inzwischen hat sich neben dem Begriff der »leeren Wiege« und den »verwaisten Eltern« die Bezeichnung »Sternenkind« beziehungsweise »Sterneneltern« etabliert. Kinder, die nach einer stillen Geburt geboren werden – also aus Folgeschwangerschaften –, werden »Regenbogenbabys« genannt. Diese eher positiven Begriffe sind für die Eltern wichtig, um sich konstruktiv mit ihrer familiären Geschichte auseinanderzusetzen. Denn auch kleine oder stille Geburten sind Geburten, obwohl die Mutter danach kein lebendes Neugeborenes in die Arme nehmen kann.

Was danach geschieht

Viele Frauen machen leider immer noch negative Erfahrungen im Zusammenhang mit kleinen Geburten. In den meisten Fällen wird eine Ausschabung (Kürettage) empfohlen, nachdem festgestellt wurde, dass das Herz des Kindes nicht mehr schlägt oder die Schwangerschaft von selbst abgegangen ist, oft mit einem Zeitdruck, der den Müttern keine Wahl lässt, auf eine natürliche kleine Geburt zu warten. Dies ist aber prinzipiell möglich. Gerade Frauen, die den natürlichen Prozessen ihre Zeit geben, profitieren davon, weil sich erweiterte Möglichkeiten des Abschiednehmens eröffnen und sich Zeit zu nehmen, immer auch bedeutet, dass die Seele mitgenommen werden kann.

Das Loslassen ist trotzdem traurig, aber grundsätzlich ist es nicht gefährlich abzuwarten, auch wenn es einige Tage bis Wochen dauern kann. Dies ermöglicht eine bessere Vorbereitung. Es empfiehlt sich zum Beispiel, ein Sieb in der Toilette anzubringen, um die Gewebereste und den Fötus aufzufangen. Die blutigen Überreste zu sehen und vielleicht den Embryo zu entdecken, kann den Trauerprozess erleichtern, da man ihn in einer kleinen Schachtel begraben und so einen Ort der Trauer wählen kann.

Gerade weil das nähere Umfeld von Freunden und Familie die mitunter große Trauer nicht nachvollziehen kann, ist es wichtig, zumindest den Vater, soweit er verfügbar ist, und die Geschwister in die Rituale einzubeziehen. Eine stille oder kleine Geburt ohne operativen Eingriff selbstbestimmt zu gestalten, ist in der Regel eine wertvolle Erfahrung. Sie hilft zu ertragen, dass es schwierige Schicksale gibt, und zu lernen, mit schmerzlichen Situationen umzugehen.

Medizinisch spricht nichts dagegen, selbst der Chefarzt einer großen Geburtsklinik schließt eine Sepsis (Blutvergiftung) oder Verblutung bei einer kleinen Geburt aus (Hansen-Krewer 2021). Eine verfrühte Kürettage, also Ausschabung, im ersten Trimester (bis zur 14. Schwangerschaftswoche) mit den möglichen Folgen kann vermieden werden, wenn die Fehlgeburt medikamentös eingeleitet oder abgewartet wird, bis der Körper den Embryo und das Schwangerschaftsgewebe von selbst abstößt.

Die Überbringung der Todesnachricht bei späteren stillen Geburten ist für die Eltern ein Ausnahmezustand und nicht selten ein Schock, und um diesen nicht aushalten zu müssen, lassen sich viele Frauen überreden, schnell zu handeln. Dies macht es den Eltern unmöglich, eine bewusste und überlegte Entscheidung zu treffen. Deshalb sollte immer eine Bedenkzeit eingeplant werden, um herauszufinden, was die Frau, was das Paar will.

Da es sich zudem um ein normales Geburtsgeschehen handelt, brauchen auch diese Frauen eine Geburtsvorbereitung und Rituale für danach wie Fußabdrücke und Fotos. Tote Babys können gewaschen, gewickelt und angezogen werden. Ein schönes Geburtserlebnis kann sogar helfen, eine positive Erinnerung mit dem Sternenkind zu verbinden.

Spätere stille Geburten werden im Kreißsaal oder auch zu Hause von einer Hebamme begleitet. Um Abschied nehmen zu können, den seelischen Schmerz zu verarbeiten und das Kind loszulassen, braucht es manchmal zwei Tage, was durch eine entsprechende Lagerung beziehungsweise Aufbahrung des toten Kindes möglich ist. Dabei können andere nahe Verwandte wie Großeltern und Geschwister einbezogen werden, damit auch sie ein konkretes Bild von diesem Familienmitglied vor Augen haben. Insbesondere Geschwister sollten ermutigt werden, das Baby zu berühren und alle Fragen zu stellen, die ihre Gedanken und Gefühle in Worte zu fassen versuchen. Wahrheitsgemäße Antworten sind dabei wichtig und sollten so konkret wie möglich sein. Je nach Entwicklungsstand sind auch gemeinsame Fotos eine wertvolle Erinnerungshilfe für die Kinder.

Oft trauen sich die Geschwister aus Rücksicht auf die Eltern nicht, zu fragen, weil sie ja spüren, wie traurig der Verlust die Eltern macht. Trauerprozesse bei Kindern verlaufen anders als bei Erwachsenen, sie brauchen Zeit und Unterbrechungen, in denen sie auch wieder fröhlich sein und mit Freunden spielen können.

Eine Fehlgeburt ist ein Schwangerschaftsverlust unter 500 Gramm. Über 500 Gramm gilt es als Totgeburt, die auch beerdigt werden kann. Auch unter 500 Gramm können die Kinder beim Standesamt eingetragen und auf Wunsch beerdigt werden. Da es für Liebe kein Geburtsgewicht gibt, ist diese Trennung rein formal zu betrachten. Allein die Wünsche der Mutter oder der Eltern sind dabei ausschlaggebend.
Frauen, die eine Fehlgeburt erleiden, brauchen oft eine längere Zeit, um sich seelisch zu regenerieren, und auch die körperliche und hormonelle Umstellung braucht ihre Zeit. Seit dem Juni 2025 können diese Frauen auch den gesetzlichen Mutterschutz in Anspruch nehmen, der allen Müttern zusteht. Es gibt nur noch eine Unterscheidung bezüglich der erreichten Schwangerschaftswoche. Ab der 13. Schwangerschaftswoche bekommen betroffene Frauen zwei Wochen, ab der 17. Schwangerschaftswoche sechs Wochen und ab der 20. Schwangerschaftswoche die vollen acht Wochen Mutterschutz, die allen Müttern zustehen.

Sternenmamas haben Anspruch auf eine Wochenbettbetreuung, die zum Beispiel helfen kann, den Milcheinschuss zu begleiten (Abstillen ist auch ohne Medikamente und deren Nebenwirkungen möglich) und einer Wochenbettdepression vorzubeugen. Auch Selbsthilfegruppen können hilfreich sein. Eine rein medizinische Nachsorge ist für die meisten Paare nicht ausreichend, dafür sollten speziell geschulte Psycholog*innen oder Seelsorger*innen in der Klinik zur Verfügung stehen, die proaktiv auf die verwaisten Eltern zugehen.

Manche Eltern fühlen sich auch von den Angeboten zur Kontaktaufnahme und Verabschiedung überfordert und lehnen diese ab. Für sie sollten dennoch Haarlocken, Hand- und/oder Fußabdrücke und respektvoll gestaltete Fotos in die Akte gelegt werden, für den Fall, dass sie später einmal danach fragen.

Schwangerschaftsverlust durch Abtreibung

Zum Themenbereich »Schwangerschaftsverlust« gehören auch Abtreibungen, über die Mütter bis zur 12. Schwangerschaftswoche aufgrund ihrer Lebenssituation entscheiden können. Auch hier finden Trauerprozesse statt, die für manche Frauen gut in ihr Leben integriert werden, für andere jedoch sehr belastend sein können. Die Trauerarbeit wird durch diese vermeintlich eigene Entscheidung erschwert, die immer auch Schuldgefühle hervorruft.

Spätabtreibungen sind in Deutschland möglich, wenn der Frau die Fortsetzung der Schwangerschaft aus körperlichen beziehungsweise gesundheitlichen oder psychischen Gründen nicht zugemutet werden kann, zum Beispiel bei Vergewaltigung, schwerer Krankheit der Kindsmutter oder Behinderung des Kindes.

Gerade der letzte Bereich ist ethisch und moralisch sehr kompliziert, da er immer den Tod des Kindes bedeutet. Auch hier muss das tote Kind geboren werden. Um zu verhindern, dass der Fötus nach der Geburt Lebenszeichen zeigt, werden diese Kinder vor der Geburt im Mutterleib getötet.

Die Not von Eltern und Geburtsmediziner*innen entsteht vor allem dadurch, dass es durchaus intrauterin erkannte Behinderungen gibt, die ein mehr oder weniger erfülltes Leben ermöglichen. Kinder mit Trisomie 21 (Down-Syndrom) können lange gesund und glücklich leben, haben aber oft zusätzlich Herzfehler und andere Krankheiten, die niemand vorhersehen kann. Kinder mit Spina bifida – offenem Rücken – können mehrfach schwerstbehindert sein oder nach den notwendigen Operationen im Rollstuhl ein relativ normales und erfülltes Leben führen. Die Kiefer-Gaumen-Spalte ist ein weiteres Beispiel dafür, dass in der Mitte der Schwangerschaft oft noch keine sichere Prognose gestellt werden kann. Auch wenn die Behinderung des Kindes nur eine kurze Lebenszeit erwarten lässt, stellt sich die Frage, ob die Eltern diese kurze Zeit mit ihrem nicht lebensfähigen Kind verbringen und es austragen wollen.

Gerade in solchen Fällen sind die gynäkologischen Zentren in ihrer multiprofessionellen Kompetenz gefordert, die Eltern adäquat zu begleiten, was einmal mehr nicht nur die medizinische Beratung, sondern auch die psychologische Begleitung im Entscheidungsprozess während und nach der Geburt umfasst. Da die Entscheidung von den Eltern in einer Schocksituation nach der Diagnose getroffen werden muss, wäre es wichtig, bereits vor der Pränataldiagnostik zu klären, ob sie sich dieser aussetzen wollen oder ob es nicht notwendig ist, alles zu wissen. Pränataldiagnostische Untersuchungen können auch abgelehnt werden. Ein Ergebnis der immer sicherer werdenden Diagnostik durch Feinultraschall, Blut- und Genanalysen ist, dass heute neun von zehn Föten mit Down-Syndrom abgetrieben werden.

Partnerschaftskrisen und Folgeschwangerschaften

Da die Situation nach Fehl- und Totgeburten sehr individuell und unterschiedlich sein kann, bedarf es immer eines sensiblen Blicks auf die Bedürfnisse der Mutter und der gesamten Familie. Gerade die Trauerprozesse von Mutter und Vater verlaufen oft sehr unterschiedlich, was zu heftigen Krisen in der Paarbeziehung führen kann. Auch das körperliche Erleben der Mutter unterscheidet sich deutlich von dem des Vaters. Hilflosigkeit raubt Macht, Kontrolle und Selbstwirksamkeit. Männer kompensieren dies oft mit exzessiven Aktivitäten, um die überwältigenden Gefühle zu verdrängen. Eine einfühlsame Begleitung durch Dritte kann dem Paar helfen, Verständnis füreinander zu entwickeln.

Bei den Frauen und den Familienmitgliedern sind alle Emotionen erlaubt – auch Wut oder Scham. Frauen, die nach einer Kinderwunschbehandlung einen Abort erleiden, sind seelisch besonders belastet. Dies gilt auch für Frauen, die mehrere Schwangerschaftsverluste erlebt haben, denn oft verstärkt sich bei ihnen das Gefühl, nicht intakt zu sein.

Da etwa ein Fünftel der betroffenen Frauen eine pathologische Trauerreaktion entwickelt, einige an einer postpartalen Depression erkranken oder die Situation als so dramatisch erleben, dass Symptome einer posttraumatischen Belastungsstörung auftreten, ist im privaten und professionellen Umfeld eine hohe Sensibilität im Umgang mit Müttern nach einer nicht ausgetragenen Schwangerschaft erforderlich.

Eine Folgeschwangerschaft mit einem Regenbogenkind kann heilsam sein, aber *niemals* das verstorbene Kind ersetzen. Die Konsequenzen für das nachgeborene Geschwisterkind sind noch wenig erforscht. Als »Replacement Child Syndrome« wird die Situation bezeichnet, wenn das Kind von den Eltern als »Ersatzkind« angesehen wird, da es diese Rolle nicht tragen kann und zudem

dem toten Geschwister die Existenzberechtigung entzogen wird. Irgendwie spürt das »neue« Kind schon in der Schwangerschaft, dass zum Beispiel die Bindung später beginnt, weil die Eltern sich die Vorfreude verbieten, um sich vor erneutem Schmerz zu schützen – was selten gelingt.

Um sich emotional auf eine neue Schwangerschaft und ein weiteres Kind einlassen zu können, müssen die Eltern zunächst den Verlust akzeptieren, die Trauer zulassen und die Verlusterfahrung integrieren. Wird das Geschehene verdrängt und die Trauer unterdrückt, kann dies schwerwiegende Folgen für die Bindungsentwicklung zu den nachfolgenden Geschwistern und damit die gesamte Familie haben. Psychische Auffälligkeiten beim Folgekind sind nicht selten.

Tote Kinder in der Fruchtbarkeitsgeschichte jeder Frau entfalten ihre Wirkung. Aus der familienbiografischen Genogrammanalyse und der systemischen Psychotherapie ist bekannt, dass früh verstorbene und nicht betrauerte Geschwisterkinder regelmäßig durch ältere oder jüngere Geschwisterkinder »vertreten« werden, auch generationenübergreifendes Weiterwirken wurde bereits mehrfach beschrieben. Dies kann den Erfolg und das Lebensglück der nachgeborenen Kinder beeinträchtigen. Das gilt in besonderer Weise auch für den Schwangerschaftsabbruch, weil die Mutter beziehungsweise die Eltern sich selbst keine Trauer gestatten wollen und dies dennoch intrapsychisch nachwirkt.

Hilfreich kann hier ein Ritual sein, das drei Elemente enthält: Begrüßung, Abschied, Trauer. Jeder kann seine eigenen Rituale finden, Hauptsache, es wird nichts ins Unbewusste verdrängt, wo es dann auch generationenübergreifend weiterwirken kann.

Was Mütter und auch Väter in jeder der hier beschriebenen Situationen am meisten brauchen, ist Zeit: Zeit für Entscheidungen, Zeit für Abschied, Zeit für Akzeptanz und Zeit für Trauer.

Der Tod eines (erwarteten) Kindes ist eine Verlusterfahrung, die insbesondere Mütter – aber auch Väter – psychisch belastet und manchmal traumatisieren kann. Gerade wenn das Neugeborene während oder kurz nach der Geburt verstirbt, sollte *immer* eine psychotherapeutische Begleitung und Behandlung der Eltern stattfinden, damit der Abbruch der Beziehungsentwicklung nicht auf die Beziehungen zu weiteren Kindern in nachfolgenden Schwangerschaften übertragen wird.
Mütter, die Fehl- oder stille Geburten erlebt haben, können diese gut verarbeiten, wenn sie respektvoll begleitet und nicht bevormundet werden. Dabei ist die Schwangerschaftswoche des Verlustes nicht relevant, wichtig ist der Verlust*schmerz*.
Das verlorene Kind braucht auch einen Platz in der Erinnerung, damit das Paar und die Familie gut weiterleben können.

Kinder nach Kinderwunschbehandlung

Der Lebensbeginn eines Kindes, das durch Methoden der assistierten Reproduktion oder durch private Initiativen der Eltern (private Samenspende oder durch in Deutschland verbotene Verfahren) gezeugt und geboren wird, kann glückliche Eltern haben und ein gesundes Kind mit allen positiven Entwicklungsmöglichkeiten sein. Dennoch ist es unter dem Problemaufriss der Möglichkeiten schwieriger Startbedingungen für Kinder relevant. Zum einen sind Schwangerschaften nach Kinderwunschbehandlung von Verlustängsten überlagert, da die Baby-take-home-Rate nur bei etwa 20 Prozent liegt (Ruppert 2014). (Erfolgreiche Behandlungszyklen werden nicht nur an der Entstehung einer Schwangerschaft, sondern am Austragen des Kindes gemessen.)

Die psychische Belastung durch die Vorgeschichte des unerfüllten Kinderwunschs prägt die Paarbeziehung der Eltern. Zudem können Hormonbehandlungen, Fehlversuche und engmaschige ärztliche Untersuchungen einschließlich der Suche nach Behinderungen die Schwangere verunsichern und den Bindungsaufbau zum Embryo und Fötus in den ersten Schwangerschaftsmonaten beeinträchtigen. Das spürt der Fötus: *Bin ich willkommen und erfahre ich positive Resonanz?*

Stress und Angst können sich auch auf den Fötus übertragen, außerdem kommen Kinder nach der In-vitro-Fertilisation (IVF) – der künstlichen Befruchtung im Reagenzglas – überproportional häufig zu früh und per Kaiserschnitt zur Welt. Auch Mehrlingsgeburten mit all ihren Herausforderungen und Risiken betreffen laut IVF-Register mehr als ein Fünftel aller Schwangerschaften nach reproduktionsmedizinischer Unterstützung (Lebersorger 2022). Wodurch sich die beschriebenen Belastungen kumulieren können.

Es gibt auch bereits Studien, die zeigen, dass die Kinder erschwerte Ablösungsprozesse von der Mutter erleben und Identitätsfindungs- und Körperschemastörungen aufweisen. Um existenzielle Irritationen und emotionale Verwirrungen des heranwachsenden Kindes zu vermeiden, kann es wichtig sein, sich mit dieser Dynamik auseinanderzusetzen. Denn oft wird die Sichtweise der betroffenen Kinder vernachlässigt, weil der Kinderwunsch der Eltern im Mittelpunkt der Entstehungsgeschichte des Kindes steht. Gerade die psychischen Aspekte werden zunächst ignoriert, bis es zu möglichen konflikthaften Familienkonstellationen kommt. So tritt bei den meisten reproduktionsmedizinischen Verfahren der sexuelle, lustvolle Fortpflanzungsakt in den Hintergrund. Reproduktionstechnologien können Elternschaft fragmentieren und damit ein Drittes in die biologische Entstehungsgeschichte des Kindes einführen. Die Erfüllung eines Kinderwunschs durch Keimzellspende ist keine medizinische Behandlung im Sinne der Heilung einer Krankheit. So sind die Projektionen der Eltern auch in der weiteren Entwicklung des Kindes hinderlich, da immer eine halbbiologische Fremdheit präsent ist. Vielleicht kann das Kind die Erwartungen der Eltern nicht erfüllen, gerade weil diese so viel in seine Entstehung investiert haben.

Etwa 10 Prozent aller Paare mit Kinderwunsch sind von Fertilitätseinschränkungen betroffen, jedes sechste Paar sucht Unterstützung durch Kinderwunschbehandlungen. Die naheliegendste Intervention ist die homologe Samenspende, wobei der leibliche Vater auch der soziale Vater ist. Bereits bei einer donogenen Gameten- beziehungsweise Samenspende, bei der es sich um anonymen Fremdsamen handelt, können Schwierigkeiten auftreten, das Kind so anzunehmen, wie es ist. Auch wenn das mithilfe einer Samenspende gezeugte Kind später ein Recht auf Auskunft über seine Herkunft hat, ist es wichtig, das Kind bereits sehr früh über seine Abstammungsgeschichte aufzuklären, da dies für seine Identitätsentwicklung und die Qualität der Eltern-Kind-Beziehung wesentlich ist und ungeklärte Abstammungsfragen immer eine Belastung für die eigenen Lebenskonzepte darstellen.

Folgen für die Kinder

Nach eigenen Berechnungen lebt in Deutschland eine relevante Minderheit von circa 4 Prozent Kindern, die nicht auf natürlichem Wege gezeugt wurden. Ihre Bedürfnisse sollten stärker berücksichtigt werden.

Erste Studien finden bei Kindern nach assistierter Reproduktion ein leicht erhöhtes Risiko für psychische Störungen und ein eher ängstlich-vermeidendes Verhalten, wobei psychische Spannungen nach innen verlagert werden. IVF-Eltern sind im Vergleich zu Kontrollgruppen sachlicher und lassen weniger Autonomie zu, auch hier zeigt sich eher konfliktvermeidendes Verhalten.

Psychodynamische Theorien gehen davon aus, dass es die Urfantasie des Kindes ist, mit der Existenz seiner beiden heterosexuellen Eltern verbunden zu sein. Dem imaginären Kind der Eltern kommt dabei eine besondere Bedeutung zu, da diese psychische Repräsentanz die Gesamtheit der verinnerlichten Wünsche, Erwartungen und Eigenschaften, aber auch der Ängste des Selbst im anderen wiederzuentdecken sucht. Dies spielt eine große Rolle bei der Entwicklung der primären Bindung. Es ist leicht vorstellbar, dass ein Kind, das seine Eltern sich so sehr gewünscht und dafür auch individuelle Opfer gebracht haben, immer im Zentrum der Aufmerksamkeit stehen wird, insbesondere wenn es Einzelkind bleibt.

Die ursprüngliche Triade, in der sich das Kind geborgen fühlt, kann irritiert werden, wenn etwas Drittes, Unbekanntes mitschwingt – insbesondere wenn das Kind zu spät darüber aufgeklärt wird. Bestehen bereits während der Schwangerschaft Fremdheitsgefühle bei der Mutter, spürt dies der Fötus; und diese Ambivalenz – die auch unbewusst wirken kann – führt möglicherweise zu postnatalen Problemen beim Bindungsaufbau.

Eigene Kinder nähren die Omnipotenzgefühle der Eltern, Kinderlosigkeit wird als Makel erlebt, der durch nichts zu beheben ist, weshalb Kinderwunschzentren auch als Heilsbringer verehrt werden. Da männliche Infertilität innerpsychisch auch als Impotenz empfunden werden kann, haben es Väter, deren Kinder aus Spendersamen entstanden sind, besonders schwer, sich in den Augen ihres Kindes wiederzufinden.

Die extremen psychischen Belastungen durch die reproduktionsmedizinischen Behandlungen gehen häufig auch mit mangelnder Lust einher und belasten so die Paarbeziehung zusätzlich. Dies kann als narzisstische Kränkung empfunden werden, die Scham und schließlich Rivalität gegenüber dem Kind auslösen kann. Es wäre gut, wenn eine solche Behandlung durch eine einfühlsame psychologische Begleitung unterstützt würde, die Offenheit im sozialen Nahraum und insbesondere gegenüber dem Kind ermöglicht. Geheimnisse bedeuten immer Entwicklungsrisiken für die Familiendynamik und die Eltern-Kind-Beziehung. Da sich Kinder unbewusst mit den abgespaltenen traumatischen Anteilen der Eltern identifizieren, brauchen sie eine familiengeschichtliche Erzählung (Narrativ).

Wenn Kinder spüren, dass ihre Fragen die Eltern belasten, stellen sie sie nicht mehr, um die Eltern zu schonen. Dabei kann es in unserer sexuell so aufgeklärten Welt einfach sein, die biologische Herkunft offenzulegen, ohne Angst um die eigene Elternbeziehung zu haben, weil sich das Kind im Idealfall darauf verlassen kann. Eine real erlebte Vaterschaft und eine authentische Mutter sind der beste Schutzfaktor für ein seelisch gesundes Aufwachsen des Kindes.

Nur am Rande sei hier erwähnt, dass Regenbogenfamilien viele unterschiedliche Lebensmodelle entwickelt haben, wie Elternschaft gelebt wird. Gerade die »Kleeblattfamilie«, in der sich zwei gleichgeschlechtliche Paare (Lesben und Schwule) zusammenfinden, um gemeinsam Kinder großzuziehen, ist ein modernes Erziehungsmodell von »Co-Parenting«, das durchaus Gelingensfaktoren vereint, indem leibliche Eltern und soziale Eltern kooperativ erziehen.

Schwieriger ist es bei Frauen mit Kinderwunsch, die ihr Kind ganz allein und ohne Partnerschaft aufziehen wollen. Dadurch entsteht für das Kind eine doppelte Leere: Es gibt keinen Erzeuger, der im Selbst gefunden und wertgeschätzt werden kann, und es gibt keinen sozialen Vater oder eine Partnerin, die die Triade auffüllen. Die implizite Botschaft »Das Kind gehört nur mir« kann zu konflikthaften Ablösungsprozessen führen, bei denen ein Vorwurf zurückbleibt oder eine gewachsene ungünstige Symbiose mit Partnerersatzanteilen eine gesunde Autonomieentwicklung des Kindes verhindert.

Die Forschungslage zur psychischen Entwicklung dieser Kinder ist leider sehr dünn, vielleicht weil es niemanden gibt, der sich wirklich dafür interessiert und diese Forschung auch finanziert.

Leihmütter

Eizell- und Embryonenspende sind in Deutschland verboten, nur in seltenen Fällen gibt es die Embryonenadoption, bei der überzählige Embryonen eines anderen Paares, die nicht mehr benötigt werden, verwendet werden dürfen. Leihmutterschaft ist in Deutschland ebenfalls verboten, dennoch gibt es auch hier Kinder, die im Ausland von einer Leihmutter ausgetragen und dann hierher mitgebracht wurden. Es kann an dieser Stelle nicht über die zum Teil sehr unübersichtlichen Methoden der Reproduktionsmedizin berichtet werden, vielmehr soll die Perspektive der Kinder im Mittelpunkt stehen und wie ihr schwieriger Start ins Leben optimal begleitet werden kann.

Wenn in Deutschland die altruistische, also nichtkommerzielle Leihmutterschaft diskutiert wird, geschieht auch dies wieder in erster Linie aus der Perspektive der Erwachsenen beziehungsweise der kinderlosen Wunscheltern.

Die organisierte Leihmütter-Industrie im Ausland hat kein Interesse daran, ihr Geschäft durch das Faktum eines traumatischen Starts ins Leben zu riskieren. Ausländische Forschungen zu Kindern, die von Leihmüttern ausgetragen wurden, bestätigen jedoch ein frühes Trennungstrauma und viele Risiken in der gesundheitlichen Entwicklung. Die fehlende Bindung zur »Bauchmutter« wirkt dabei lebenslang nach und kann zu einem Mangel an Urvertrauen führen. Auch wenn diese Kinder in hohem Maße Wunschkinder sind, wird ihre spätere Individuation und Autonomieentwicklung durch die nur in der Fantasie auszufüllenden Leerstellen in Biografie und familiärer Herkunft behindert.

Auch Kinder, die im Rahmen einer Kinderwunschbehandlung gezeugt wurden, können einen schwierigen Start ins Leben haben, da dieser von Ängsten, Projektionen, imaginären Vorstellungen und Defizitwahrnehmungen der Eltern überlagert sein kann. Zwei zentrale Sachverhalte sind hier von Bedeutung: Zum einen sollte jedem dieser Kinder so früh wie möglich seine Entstehungsgeschichte liebevoll erzählt werden, damit es später nicht zu großen Konflikten und zum Vertrauensverlust gegenüber den Eltern kommt. Zum anderen sollten sich die Kinder angenommen fühlen, ihre eigenen Entwicklungs- und Autonomieschritte machen dürfen und ohne Geheimnisse aufwachsen können.
Als Eltern sollten Sie durch die Unsicherheiten und Belastungen während der Behandlungszyklen möglicherweise entstandene Paarprobleme bearbeiten und – wenn möglich – zu einer befriedigenden sexuellen Beziehung finden. Der Kinderwunsch der Eltern und ihre Strategien zur Erfüllung ist das eine, ein glückliches und unbeschwertes Aufwachsen des Kindes das andere. Im Idealfall kann beides emotional voneinander getrennt werden.

Exkurs: Kinderwunscherfüllung durch Adoption

Einige Paare mit unerfülltem Kinderwunsch entscheiden sich vor oder auch nach einer reproduktionsmedizinischen Behandlung dafür, ein Kind zu adoptieren. Da die Zahl der zur Adoption freigegebenen Kinder – insbesondere Säuglinge und Kleinstkinder – in Deutschland relativ gering ist, wählen manche Paare den Weg über eine Auslandsadoption, auf die ich hier nicht näher eingehen möchte. Aber auch da gelten ähnliche Maßstäbe für das seelisch gesunde Aufwachsen der Kinder wie im Inland.

Die Adoptionsvermittlungsstellen in Deutschland knüpfen die Vermittlung eines Kindes an hohe Standards. Potenzielle Eltern müssen bestimmte Voraussetzungen erfüllen. Das Ehepaar – in Ausnahmefällen können auch Alleinstehende ein Kind adoptieren – muss mindestens 25 Jahre alt und persönlich geeignet sein. Und der Altersabstand zum Kind orientiert sich an der natürlichen Elternschaft. Eine für das Kind wichtige Bereitschaft wird vorab geklärt: die Aufklärung des Kindes über seine Abstammung und ein kontinuierlich offener Umgang mit der Vorgeschichte des Kindes. Kriterien wie wirtschaftliche Verhältnisse und ausreichender Wohnraum werden geprüft, die Stabilität der Partnerschaft und angemessene Erziehungsvorstellungen werden berücksichtigt. Diese Formen der Eignungsprüfung sollen sicherstellen, dass das Adoptivkind unter optimalen Bedingungen aufwachsen kann.

Die Anforderungen erscheinen zunächst sehr streng und würden viele Elternpaare, die auf natürlichem Weg ein Kind bekommen, überfordern. Diese Form der psychischen Belastbarkeit erweist sich jedoch als durchaus nützlich, weil zur Adoption freigegebene Kinder oft Frühtraumatisierungen erlebt haben und dementsprechende Verhaltensauffälligkeiten entwickeln können, denen die Adoptiveltern gewachsen sein sollten. Die Jugendämter und Adoptionsvermittlungsstellen begleiten die Familien während der Zeit der Adoptionspflege und beraten sie auch über die endgültige Aufnahme des Kindes hinaus.

Da die Adoption eine rechtlich unumkehrbare Verbindung zum Kind bedeutet, sollten sich Paare intensiv mit der Frage auseinandersetzen, ob sie diesen Weg gehen wollen.

Die meisten dieser Kinder haben frühe Trennungserfahrungen und Beziehungsabbrüche zu verarbeiten. Die Schwangerschaften mit ihnen waren selten von freudiger Erwartung geprägt. Gerade wenn die Kinder noch Babys sind – was sich viele Paare wünschen –, brauchen sie stabile Bindungsangebote und eine feinfühlige Sensibilität bei der Erfüllung ihrer Bedürfnisse, um das Urvertrauen nachreifen zu lassen. Wenn es den Adoptiveltern gelingt, eine sichere Bindung aufzubauen, sind die Entwicklungsbedingungen aber ähnlich wie bei leiblichen Kindern.

Frühtraumatisierungen sind schwer nachzuvollziehen, gerade wenn eine Informationslücke über das Erleben in der Schwangerschaft, bei der Geburt und in den ersten Lebensmonaten besteht. Auch wenn diese Lücke nicht zu schließen ist, helfen den Kindern viel Körperkontakt, verständnisvolle Zuwendung und die mentale Anerkennung dessen, was war. Auch eine positive Besetzung der Eltern oder speziell der Mutter ist heilsam – im Sinne von: »Sie hat dir das Leben geschenkt und erkannt, dass es für dich besser war, nicht bei ihr zu bleiben. Damit hat sie dir das Beste gegeben, was sie konnte.«

Ein Thema wird sich jedoch durch das Leben dieser Familien ziehen: *Wer bin ich und wo komme ich her?*

Einen Sonderfall in Deutschland stellen die Möglichkeit der vertraulichen Geburt (seit 2014) und die Babyklappen dar, die Müttern die frühzeitige Trennung von ihren Neugeborenen ohne institutionelle Registrierung erlauben. Das Gesetz zur Regelung einer vertraulichen Geburt ermöglicht eine medizinisch betreute

Entbindung und garantiert den Müttern für sechzehn Jahre Anonymität. Danach können die Kinder die Daten einsehen.

Die erste Babyklappe Deutschlands wurde im Jahr 2000 in Hamburg eingerichtet. Es gibt mittlerweile landesweit zwischen siebzig und hundert Babyklappen von unterschiedlichen Trägern. Sie wurden installiert, um die anonyme Abgabe von Neugeborenen, deren Schwangerschaft verheimlicht wurde oder deren Mütter die Babys nicht behalten wollen oder können, zu ermöglichen und zu verhindern, dass diese Kinder irgendwo abgelegt werden, denn dadurch sterben die meisten, weil sie nicht rechtzeitig gefunden werden.

In der fachlichen Debatte ist diese Option nach wie vor umstritten, weil dadurch zwar mehr Kinder anonym abgegeben werden, die Zahl der ausgesetzten beziehungsweise getöteten Neugeborenen allerdings nicht gesunken ist. Es heißt, auf die individuelle Notlage der Frauen könne nicht eingegangen werden und medizinische Betreuung sei nicht möglich. Auch wenn an den Babyklappen darum gebeten wird, Daten, Briefe oder Gegenstände zu hinterlassen, bleiben die meisten dort abgelegten Kinder ohne einen Bezug zu ihrer Herkunft. Diese seelische Hypothek ein Leben lang zu tragen, kann schwierig und belastend sein, auch wenn die Adoptiveltern gut für das Kind sorgen und bemüht sind, diese Leerstelle zu füllen. Insbesondere das Bedürfnis nach Zugehörigkeit und Herkunftssicherheit bleibt unerfüllt. Die lebenslange Suche dieser Kinder nach der eigenen Identität kann im späteren Alter allerdings zu Datenbanken führen, die vielleicht einen Treffer ermöglichen, wie dies ja auch bei Samenspenderkindern vorkommt.

»Eine bewegende Geschichte ist die vierer Schwestern, die in einer Stadt im Abstand von Jahren abgegeben wurden. Durch die Begegnung der Adoptiveltern in einer Selbsthilfegruppe wurde beobachtet, dass die Mädchen einander sehr ähnlich sahen, und es reifte die Vermutung, dass sie verwandt sein könnten. Wie sich mit Einverständnis aller zeigte, stammten sie tatsächlich von der gleichen Mutter. Eine leibliche verwandtschaftliche Beziehung war gefunden. Dadurch, dass die Schwestern seit ihrer Kindheit in Kontakt sind, haben sie für sich einen heilsamen Teil ihrer Herkunftssehnsucht erfüllt« (Brock 2020).

Geboren während der Pandemie

Der Ausbruch der durch das COVID-19-Virus verursachten Pandemie im März 2020 hat die gesamte Gesellschaft auf eine harte Probe gestellt. Administrative Abläufe in den Gesundheitsämtern mussten optimiert werden, die medizinische Versorgung stieß an ihre Grenzen und die gesellschaftliche Stimmung war aufgeheizt und von Angst geprägt. Obwohl es in der Bundesrepublik Deutschland Leitlinien für den Katastrophenschutz gibt, wurden diese von der Politik und von den Institutionen kaum beachtet. Und obwohl es darum gehen sollte, die Bevölkerung zu beruhigen, den sozialen Rückhalt zu stärken und Ängste abzubauen, wurden Ängste eher genutzt, um den Menschen die Notwendigkeit bestimmter Schutzmaßnahmen zu suggerieren und deren Einhaltung zu forcieren. Eine solide Aufarbeitung lässt leider auch jetzt noch auf sich warten, während ich diese Zeilen schreibe. Dies soll hier nur am Rande angemerkt werden.

Das Mantra »Wir hören auf die Wissenschaft!« bezog sich fast bis zum Ende der Maßnahmen auf die Empfehlungen aus Virologie und Epidemiologie und auf der Basis mathematischer Hochrechnungen. Auch wenn es im Lauf der Zeit immer mehr Stellungnahmen aus anderen Disziplinen gab, wurden diese von den

Medien kaum aufgegriffen und von der Politik nicht gebührend ernst genommen. Beispiele hierfür sind die langen Schließungszeiten der Schulen und die unterschätzten psychischen Folgen der Lockdowns, insbesondere für Kinder und ihre Familien – insbesondere für Alleinerziehende. Die bis heute spürbaren psychischen Folgen für das seelische Wohlbefinden von Kindern und Jugendlichen sind vielfach dokumentiert.

Auch in den Geburtskliniken gab es in den verschiedenen Phasen der Pandemie unterschiedliche Herangehensweisen. Das Grunddilemma der klinischen Geburtshilfe war, dass sie in einer Klinik stattfand. Das heißt, ein an sich nicht vorhandener Krankheitszustand unter der Geburt wurde in eine klinische Struktur eingebettet. Vielerorts galten in der Geburtshilfe und auf den Wochenstationen dieselben hygienischen Bedingungen wie auf anderen Stationen. So wurden Abstandsregeln, Quarantäne, Maskenpflicht, Besuchs- und Betretungsverbote für viele Frauen und ihre Familien zur Lebenswirklichkeit.

Es ist seit Langem bekannt und wissenschaftlich belegt, dass Angst und Stress der Mutter das Geburtserleben negativ beeinflussen und die Stressmuster des Kindes prägen. Jede Trennung von Mutter und Kind nach der Geburt behindert das Bonding und einen erfolgreichen Stillbeginn. Auch die so wichtige Bindung des Vaters zu seinem Kind und das Wohlbefinden der Gebärenden sind deutlich besser, wenn der Vater seine Partnerin bei der Geburt begleiten kann. Es gab keinen wissenschaftlichen Grund, die Anwesenheit des Partners bei der Geburt nicht zuzulassen, da – in der Regel – beide aus demselben Haushalt stammten; aber viele Väter konnten sich nicht so einbringen, wie sie es gern getan hätten.

Da die Geburt ein ganz besonderer Erfahrungsraum für Gebärende und Väter ist und für das Kind und jeden Menschen ein einmaliges Erlebnis darstellt – zugleich existenziell, unwiederholbar und ein emotional aufgeladenes Wunder der Natur –, möchte ich darstellen, was die Pandemie und die Maßnahmen mit vielen werdenden Eltern, den Geburtsverläufen und in der Familienentwicklungsphase nach der Geburt bedeutet haben. Selbstverständlich gab es Unterschiede in den Kreißsälen, und jedes Elternpaar, jede Schwangere haben ihre ganz eigene Geschichte. Deshalb möchte ich hier die unterschiedlichen Erfahrungen sammeln.

Schwangerenvorsorge

Beginnen wir mit der Schwangerenvorsorge. In den verschiedenen Phasen der COVID-19-Pandemie gab es einerseits Ängste vor Arztbesuchen aufseiten der Schwangeren, andererseits aber auch Befürchtungen des medizinischen Personals aus Sorge um die eigene Gesundheit. Hebammen und gynäkologische Praxen entschieden oft sehr individuell, wie sie die Schwangerenvorsorge organisierten. In einer Phase, in der gerade Erstgebärende oft sehr unsicher sind, kam die Unsicherheit hinzu: *Was ist richtig und schützt mein Baby?*

Auch die wissenschaftlichen Erkenntnisse über die Auswirkungen auf den Fötus entwickelten sich nur langsam. Erst spät im Verlauf der Pandemie wurde bekannt, dass die Gefährdung von Säuglingen durch Corona nicht sehr hoch ist. So gab es zunächst wohl zu anspruchsvolle Standards für Abstandsregeln und Maskenpflicht. Krankenhäuser boten lange Zeit keine Kreißsaalbesichtigungen an, es gab keine oder nur eine Online-Geburtsvorbereitung für Schwangere und Paare, und die ohnehin unterversorgte Hebammenhilfe konnte nur von wenigen Frauen und Familien in Anspruch genommen werden.

Väter und auch Geschwisterkinder wurden zum Teil nicht einbezogen, zum Beispiel bei Ultraschalluntersuchungen. Es ist jedoch wissenschaftlich belegt, dass der Bindungsaufbau zum ungeborenen Kind bei Vätern durch Ultraschallbilder gestärkt wird und auch Geschwisterkinder so besser auf den familiären Übergangsprozess nach der Geburt vorbereitet werden können. Die gesamte Familie kann sich durch ein gesundes Maß an Ultraschalluntersuchungen – empfohlen werden drei im Verlauf der Schwangerschaft – besser auf das Neugeborene einstellen. Der Vater kann dadurch stärker als Beteiligter wahrgenommen werden und unangemessene Eifersuchtsreaktionen der Geschwister werden reduziert. Dies wiederum hilft der Schwangeren, sich als Teil eines innerfamiliären Entwicklungsprozesses zu verstehen, an dem jeder nach seinen Möglichkeiten beteiligt ist.

In der Geburtsvorbereitung ist es für die (werdenden) Eltern wichtig, eine klare Vorstellung vom Geburtsort zu haben und möglichst auch bereits persönliche Kontakte zum Personal zu knüpfen. Sicherheit vermittelt auch eine Vorbereitung auf die bevorstehende Geburt mit Entspannungs- und Atemübungen im Kontakt mit anderen Eltern. Diese soziale und psychologische Einbettung reduziert Geburtskomplikationen, denn wenn sich die Gebärende sicher fühlt, kann sie sich angstfreier auf die Wehen einlassen, die Schmerzen sind geringer und es werden weniger Schmerzmittel benötigt, was wiederum gut für das Kind ist.

Während der Lockdownphasen war es oft auch nicht einfach, auf ein gesundes Maß an Bewegung und die richtige Ernährung zu achten. Zu der Sorge, wie die Schwangerschaft und die Geburt verlaufen würden – denn auch in diesen Monaten gab es immer wieder Regeländerungen –, kam die Unsicherheit, wie es danach weitergehen würde. Gerade weil soziale Kontakte eingeschränkt werden mussten, fehlte oft auch das Gefühl, mit der Situation nicht allein zu sein.

Geburtshilfe

Geburtshilfe ist ein medizinisches Fachgebiet, das sich besonders um das seelische Wohlbefinden kümmert, da es sich ja grundsätzlich um eine gesunde Frau und einen natürlichen Vorgang handelt. Alle Interventionen, die den Stress der Gebärenden erhöhen, verstärken auch ihre Angst. Angst wiederum führt zu Anspannung und verhindert einen ruhigen Atemfluss. Wir reagieren unterschiedlich auf Angst. Es kann zu Fluchttendenzen kommen, die es erschweren, sich der Kraft der Wehen hinzugeben. Auch wenn viele Frauen beim Übergang zwischen Eröffnungs- und Presswehen eine schwierige Phase durchlaufen, in der sich ein »Ich will das nicht« einstellen kann, brauchen sie gerade dann den Zuspruch und die Unterstützung des Vaters, der Hebamme und gegebenenfalls des Geburtshelfers.

Angst kann aber auch Aggressionen auslösen, wo Abwehr eine Rolle spielt. Auch dann ist es wichtig, ermutigt zu werden und sich diesem kraftvollen Geburtsprozess hinzugeben, um Stresshormone abzubauen und Entspannung zu ermöglichen.

Wieder andere Frauen scheinen zu erstarren, sich innerlich »wegzubeamen«, kaum ansprechbar zu sein. Dann sind Körperkontakt, (Mit-)Atmung, Massage und emotionale Zuwendung wichtig.

All dies hat die fehlende oder eingeschränkte Anwesenheit des Vaters behindert. Die Hebammen trugen zum Teil Schutzanzüge, die Gebärenden mussten Masken tragen, mitunter auch bei der Geburt, was die Sauerstoffversorgung des Kindes während der Geburt beeinträchtigen konnte. Auch die Trennung von Mutter und Kind und die frühe Abnabelung nach der Geburt erschweren den Anpassungsprozess des Neugeborenen an die Welt außerhalb des Mutterleibs und die so wichtige frühe Bindung an die Mutter.

Das ist seit Langem bekannt und wurde dennoch in vielen Geburtsstationen praktiziert. Der Idealfall, der eigentlich der Normalfall sein sollte, wurde vielen Eltern verwehrt: Das Kind wird nach der Geburt auf die Brust der Mutter gelegt, kann so seine Körpertemperatur besser regulieren, öffnet dann die Augen, um sich in den Augen der Mutter wiederzufinden, alles begleitet vom Vater, dem das Kind durch die ersten Berührungen als reales Gegenüber erscheint. Langsam entwickelt das Kind einen ersten Saugreflex, es bekommt das wertvolle Kolostrum – die erste Vormilch –, die Hormone Oxytocin und Prolaktin werden ausgeschüttet, Mutter und Kind binden sich aneinander, und die Endorphine tragen zum großen Glücksgefühl der Eltern bei.

In dieser Zeit sollten alle drei von der Routine im Kreißsaal und von weiteren Interventionen verschont bleiben. Früher und ausgiebiger Hautkontakt verbessert die Anpassung des Kindes, erleichtert den Stillbeginn und verlängert die Stilldauer. Über die gesundheitlichen Vorteile einer langen Stillzeit besteht in Forschung und Praxis Einigkeit.

Während der Pandemie gab es 4 Prozent mehr Kaiserschnitte, obwohl es in Deutschland und von der WHO erklärtes Ziel ist, die Sectiorate auf 10 bis 15 Prozent medizinisch unvermeidbare Kaiserschnitte zu senken. Zuvor lag der Anteil in Deutschland bereits bei rund 30 Prozent. Und ein Kaiserschnitt ist an sich schon eine ungünstige Geburtssituation. Auch wenn es in den genannten 10 bis 15 Prozent ein Segen der Geburtshilfe ist, dass diese Geburten dadurch für Mutter und Kind lebensrettend sein können, macht es einen Unterschied für den Lebensbeginn und ist ein Risiko für die weitere psychische Entwicklung von Mutter und Kind (siehe das Kapitel »Kaiserschnitt«).

Im Wochenbett

Auch im Wochenbett waren die Unterstützungsleistungen sehr unterschiedlich. Teilweise wurde das Stillen nur unter sterilen Bedingungen ermöglicht. Einige Mütter blieben ohne praktische Anleitung. Besuche auf der Wochenbettstation waren nur eingeschränkt erlaubt. Und selbst die Mütter, die nach Hause gehen konnten, mussten auf tatsächliche Besuche von Hebammen verzichten. Einige Hebammen führten die Nachsorge ausschließlich online durch.

Private Hausbesuche von Großeltern und Freundinnen waren längere Zeit eingeschränkt. Dies hatte zur Folge, dass viele Wöchnerinnen isoliert und ohne Unterstützung waren, die gerade in der Zeit nach der Geburt für die Entwicklung der primären Bindung, den Aufbau der Vater-Kind-Bindung und die Anpassung der neuen Familie an die Herausforderungen der postnatalen Zeit so wichtig ist. In dieser Übergangszeit und im ersten Lebensjahr haben sich Rückbildungskurse zur Stärkung und Straffung des Beckenbodens und anderer durch Schwangerschaft und Geburt beanspruchter Muskelgruppen, Gruppenangebote wie PEKiP – ein Programm, das die Entwicklung der Babys durch liebevolle Unterstützung der Eltern fördert –, Babymassage oder Babyschwimmen als Angebote bewährt, die Depressionen vermeiden helfen, die Bindungsentwicklung unterstützen und dem Paar helfen, gut in der neuen Rolle und Situation anzukommen. Eltern-Kind-Gruppen fördern die Interaktion mit dem Baby und stärken seine Widerstandsfähigkeit. Eine unzureichende Anbindung an postnatale Hilfen führte zu mehr unerkannten postpartalen Depressionen und einem erhöhten Schweregrad.

Vorteile der Einschränkungen

Abschließend möchte ich einige Vorteile der Einschränkungen nicht unerwähnt lassen. Die Forschung hat einen Rückgang der Frühgeborenenrate festgestellt. Die Zahl der extremen Frühgeburten ist während des Lockdowns sogar deutlich zurückgegangen. Dies wurde mit dem allgemeinen Infektionsschutz, den Hygienemaßnahmen und den veränderten Arbeitsbedingungen der werdenden Mütter begründet. Auch eine geringere Luftverschmutzung und allgemein weniger Stress im Alltag wurden als Ursachen für den Rückgang der Frühgeburtenrate genannt.

Durch das Besuchsverbot auf der Wochenbettstation konnte mehr Ruhe für das Bonding und den Stillbeginn geschaffen werden. Auch zu Hause gab es weniger Stress im Wochenbett, da weniger Besuche empfangen wurden. Dies bot Raum für Familienzeit während des Übergangsprozesses nach der Geburt.

Wie resilient jede einzelne Familie in den Bewältigungsprozessen rund um die Geburt war und wer wie und wovon profitieren konnte, hing wiederum von den individuellen Voraussetzungen und psychischen Bedingungen und natürlich vom sozialen Umfeld und der Professionalität der Geburtshelferinnen und Geburtshelfer ab.

> Letztlich kann festgestellt werden, dass evidenzbasierte Erkenntnisse der Gynäkologie und Geburtshilfe über einen längeren Zeitraum ignoriert wurden. Und dies, obwohl die Empfehlungen der erst später veröffentlichten »S2k-Leitlinie SARS-CoV-2 in Schwangerschaft, Geburt und Wochenbett« von der Arbeitsgemeinschaft der Wissenschaftlichen Medizinischen Fachgesellschaften (AWMF) schon wenige Wochen nach Beginn der Pandemie ausgesprochen wurden (Hagenbeck et al. 2020): Die Betreuung der Schwangeren

solle nicht vom geburtshilflichen Standard und den Vorgaben der Mutterschaftsrichtlinien abweichen.
Auch der Geburtsmodus sollte nach geburtshilflichen Standards vor der Pandemie festgelegt werden. Bonding, Rooming-in und Stillen sollten uneingeschränkt unterstützt werden. Erst nach und nach kam diese Botschaft an und wurde von den Geburtshelfern mehr oder weniger vollständig umgesetzt. Für jede Familie gab es aber nur ein Geburtserlebnis, mit dem die Eltern und das Kind ein Leben lang umgehen müssen.
Kinder, die zwischen Mitte März 2020 und Mitte 2022 geboren wurden, sind bei Erscheinen dieses Buches zwischen drei und fünf Jahre alt. Das ist ein guter Zeitpunkt, um mit ihnen über ihre Geburt zu sprechen. In diesem Altersfenster interessieren Kinder sich zunehmend für ihr eigenes Werden und die Prozesse von Schwangerschaft und Geburt. Sie haben ein Recht darauf, ihre eigene, besondere Geburt – mit all den Widrigkeiten, die vielleicht eingetreten sind und nicht mehr geändert werden können – altersgerecht zu erfahren. Auch hier sollten alle Fragen wahrheitsgemäß beantwortet werden, denn es ist besser, das Erlebte transparent zu erklären, als es zu verheimlichen oder zu verharmlosen.
Auch wenn die Eltern ihre Erfahrungen vielleicht verdrängt haben, um gut über die Runden zu kommen, kann es für sie ebenfalls hilfreich sein, mit Abstand auf die Zeit zurückzublicken und auch das Schwierige ehrlich zu betrachten.
Zeigt ein Kind Verhaltensauffälligkeiten oder emotionale Störungen, sollte immer auch geprüft werden, ob Zusammenhänge mit frühen Erfahrungen rund um die Geburt bestehen. Insbesondere im Spiel verarbeiten Kinder ihre seelischen Belastungen – und dies ist eine heilsame Ressource der Kindheit, die es zu nutzen gilt.

PSYCHODYNAMIK DER GEBURT – ZUM PSYCHOLOGISCHEN VERSTÄNDNIS

Wenn eine Psychotherapeutin ein Buch über schwierige Geburten schreibt, dann liegt es nahe, das Ganze psychologisch einzuordnen und dabei auf die Erkenntnisse der prä-, peri- und postnatalen Psychologie zurückzugreifen. Dieses Teilgebiet der Psychologie hat zwar bereits eine längere Geschichte, fristet aber immer noch ein Schattendasein. Dies liegt unter anderem daran, dass alle vorbewussten Prozesse beim Fötus, Neugeborenen und in der frühesten Kindheit auf Interpretationen, Erfahrungen und Beobachtungen beruhen. Dabei gibt es bereits eine Fülle von Forschungsergebnissen, die in der Fachwelt allerdings noch wenig wahr- und ernst genommen werden. Gerade der Bereich der frühen Störungen ist auch in späteren Psychotherapien sprachlich schwer zu fassen, hat viel mit Körperwahrnehmungen zu tun und spielt sich immer in der Dyade zwischen Mutter und Kind und später auch in der Dynamik der Triade mit dem Vater ab.

In der Kinderpsychotherapie ist es manchmal beeindruckend, zu erleben, wie die Kinder Ereignisse rund um ihre Geburt reinszenieren. Dazu braucht es aber viele verlässliche Informationen aus der Anamnese, also der Vorgeschichte, und ein Verständnis für das Symbolische, das sich zeigt. Wenn ein sechsjähriger Junge ein Seil zu seiner Mutter ins Wartezimmer braucht, wenn ein Mädchen sich in einer Kiste versteckt und selbst bestimmen will, wann es den Deckel öffnet, oder wenn ein Fünfjähriger im Spiel alles zerstört und es dabei ständig »explodiert«, dann kann das im Zusammenhang mit dem Geburtserleben (Nabelschnur, Mutterleib, Kaiserschnitt) verstanden werden oder auch nicht. Wenn ein Jugendlicher immer kurz vor dem Ziel aufgibt, muss man wissen, dass er womöglich einen sekundären Kaiserschnitt hatte, um seine Blockade zu deuten. Wenn ein Erwachsener in Panik gerät, sobald sich hinter seinem Rücken eine Tür öffnet, ebenso.

Um die Psychodynamik der Geburt zu verstehen, muss man auch das innerseelische Erleben der anderen Beteiligten verstehen. Dabei kann uns einerseits die Bindungsforschung helfen, denn Bindung kann immer nur dann angeboten werden, wenn sie selbst erfahren wurde. Und da sind wir bei den intergenerationellen Zusammenhängen, die auch eine Rolle spielen, um diese komplexen Prozesse zu begreifen. Hinzu kommen Persönlichkeitsmerkmale und Temperamenteigenschaften, die beeinflussen, wie Schwangerschaft, Geburt und das erste Lebensjahr bewältigt werden.

In diesem Kapitel versuche ich, all diese Perspektiven zusammenzuführen und jeden Einzelnen zu betrachten: die Mutter, das Kind, den Vater und die ganze Familie. Dabei stelle ich dem normalen beziehungsweise gesunden Verlauf mögliche Störungen gegenüber, sodass Sie identifizieren können, was möglicherweise zu Schwierigkeiten geführt haben könnte. Dies ersetzt jedoch nicht die psychodynamische Analyse in einer Psychotherapie, obwohl viele Psychotherapeut*innen dies oft ebenfalls nicht im Blick haben und/oder von eigenen biografischen Vorannahmen geblendet sein können. Selbstaussagen wie »Aus mir ist doch ein selbstbewusster, erfolgreicher Mensch geworden, dann kann das mit der

Geburt doch nicht so schlimm gewesen sein« sprechen für einen wenig reflektierten Lebensweg. Abwehr ist ein sinnvoller psychischer Vorgang – sie schützt uns vorübergehend vor Affektüberflutung und schmerzhaften Erkenntnissen. Abwehr kann sich aber auch durch Verleugnung und Verdrängung ins Unbewusste einschreiben, sodass es das Sichtbare nicht wahrnehmen will. Meine Botschaft an dieser Stelle lautet: Anerkennen, was ist! Das bedeutet, sich selbst und seine Erfahrungen ernst zu nehmen, um sich zu versöhnen, zu heilen und ein glückliches Leben zu führen – auch wenn zu Beginn des Lebens nicht alles optimal gelaufen ist.

Der Übergang zur Mutterschaft

Gerade mit dem ersten Kind erlebt eine Frau einen kompletten Wandel ihrer Identität. Jede Frau, die schwanger wird, und jede gewordene Mutter verändern sich, und für sie wird es nie wieder so sein wie zuvor. Viele Frauen sind selbst überrascht und hätten vorher nie gedacht, dass sich ihr Wertesystem wie auch ihre Beziehungsgestaltung so verändern würde und vor allem die Liebe zu ihrem Kind so unvergleichlich sein würde. Aus anthropologischer Sicht handelt es sich um eine sinnvolle Strategie der Natur, die das Überleben der Menschheit gesichert hat, denn die Mutter hatte das höchste Interesse daran, ihren Nachwuchs zu schützen und ihn lange auf seinem Weg zur Reife und Selbstständigkeit zu begleiten. Und zwar gerade deshalb, weil das menschliche Neugeborene so früh und unreif auf die Welt kommen musste, um den aufrechten Gang und die Vergrößerung des Gehirns zu ermöglichen.

Aber auch in der Gegenwart und in unserer Gesellschaft ist der Übergang in die Mutterschaft von vielen körperlichen und vor allem psychischen Anpassungs- und Veränderungsprozessen begleitet. Ich orientiere mich im Folgenden an den Phasen und entsprechenden Krisen in den Werken von Gabriele Gloger-Tippelt, weil sie mir nach wie vor plausibel erscheinen (Gloger-Tippelt 1988).

Die Verunsicherungsphase

Dem Eintritt einer Schwangerschaft geht natürlich eine Geschichte voraus, die bereits prägt, wie die erste Phase, die Verunsicherungsphase bis zur 12. Schwangerschaftswoche, durchlebt wird. Die Feststellung der Schwangerschaft kann ein lang ersehntes Ereignis oder eine plötzliche Überraschung sein – und alles dazwischen. Wem erzählt die Frau davon, mit wem möchte sie darüber sprechen? Welche Gefühle sind mit dem Eintritt in eine neue Lebensphase verbunden, gibt es Vorfreude oder sind die Empfindungen noch sehr ambivalent? Auch die Frage, ob sich der Embryo bei einem frühen Schwangerschaftstest fest einnisten kann oder ob er wieder abgehen wird, kann beunruhigen, denn dies betrifft immerhin zwei Drittel aller Embryonen, da am Anfang ja das Alles-oder-nichts-Prinzip gilt. Viele Embryos nisten sich nicht fest ein, bevor die Schwangerschaft bemerkt worden ist.

Weitere Unsicherheiten kommen hinzu. Freut sich der Vater auch oder will die Frau gerade jetzt ein Kind mit ihm? Was bedeutet das für die eigene Lebensplanung, wie wird das erweiterte soziale Umfeld reagieren und was kommt jetzt überhaupt auf sie zu? Sie muss ihre Ess- und Trinkgewohnheiten umstellen, hinzu kommen bei vielen Übelkeit und Stimmungsschwankungen durch die Hormonumstellung. Der eigene Körper wird von einem anderen Wesen »besetzt«, kann die Frau das gut akzeptieren und beginnt sie, eine Bindung aufzubauen und positive Fantasien zu entwickeln, oder will sie es zunächst nicht wahrhaben?

All diese Fragen wird jede Frau je nach Vorgeschichte anders beantworten. Dies führt zu einer starken Auseinandersetzung mit Vorstellungen, Erwartungen und Wünschen und wird von Ängsten begleitet. Zu Beginn der Schwangerschaft ist die Frau mit ihrem inneren Erleben und ihren Gedanken beschäftigt. In diese Zeit fallen möglicherweise auch Gedanken an einen legalen Schwangerschaftsabbruch, die mit Überforderungsgefühlen und Zukunftssorgen verbunden sein können.

Die Anpassungsphase

Hat sich die Frau voll und ganz für das Kind entschieden, beginnen auch die ersten pränataldiagnostischen Untersuchungen, die ihre Unsicherheit verstärken können. Diese enge Anbindung an die gynäkologische Praxis bleibt auch in der folgenden Anpassungsphase bis zur 20. Schwangerschaftswoche omnipräsent. Einerseits hat sich der Körper auf die neue Situation eingestellt und es beginnt eine Zeit, in der sich Vorstellungen von dem Kind entwickeln. Andererseits können die angebotenen Untersuchungen, der Ultraschall mit seinen Messungen und eventuell noch die Frage nach einer Behinderung des Kindes und der Fortsetzung der Schwangerschaft die innere Bindung behindern. Ethische Abwägungen werden zu individuell zu verantwortenden Entscheidungen. Immerhin führt die Diagnose Trisomie 21 wie schon gesagt derzeit bei neun von zehn Schwangeren zu der Entscheidung für einen Spätabbruch, der in Wirklichkeit aber kein Abbruch, sondern schon eine kleine Geburt ist, die schmerzhaft und langwierig sein kann.

In diesem Zusammenhang wird über das Recht auf Nichtwissen diskutiert. Soll wirklich jede mögliche Untersuchung gemacht werden, welche weiteren diagnostischen Maßnahmen folgen und will ich mich dem wirklich aussetzen, auch wenn der/die Gynäkolog*in dazu rät, weil er/sie es muss? Dadurch werden die Anpassung und der Bindungsaufbau empfindlich gestört. Außerdem werden die ersten Bewegungen des Kindes wahrgenommen und es wird jenseits des Bildschirms realer.

Das Risiko einer Fehlgeburt bleibt bestehen, da das Kind noch nicht überlebensfähig ist. Dennoch steigt die emotionale Akzeptanz der Schwangerschaft und ambivalente Gefühle nehmen ab. Körperliche Beschwerden lassen nach, Wohlbefinden und Vorfreude steigen. Mitteilungen an das soziale Umfeld führen zu Rückmeldungen, die mehr oder weniger positiv aufgenommen werden.

Die Konkretisierungsphase

Spannend wird es dann in der Konkretisierungsphase bis zur 32. Schwangerschaftswoche. Der wachsende Bauch lässt sich meist nicht mehr verbergen, Vorsorgetermine werden wahrgenommen, der Vater beginnt, sich intensiver für den heranwachsenden Fötus zu interessieren, das Paar bereitet sich – hoffentlich – gemeinsam auf die Geburt vor, indem es den Geburtsort aussucht, einen Geburtsvorbereitungskurs besucht und – in akademischen Kreisen oft – intensiv über das Thema liest. Eine Hebamme für die Nachsorge wurde hoffentlich gefunden. Trotz des Hebammenmangels hat jede Frau ein Recht darauf.

Es entwickelt sich eine Vorstellung vom Kind als eigenständigem Wesen, die dazu beiträgt, ein imaginiertes Baby zu schaffen und mit den gemachten Erfahrungen wie Ultraschallbildern und Kindsbewegungen abzugleichen, wobei auch das meist bereits bekannte Geschlecht eine besondere Rolle spielt. Es werden Pläne für die Zeit als Familie gemacht und umgesetzt, zum Beispiel ein Umzug. Am Arbeitsplatz wird die werdende Mutter entsprechend behandelt und bereitet sich auf den Mutterschutz und die Elternzeit vor.

Wenn sie keine Risikoschwangere ist und alle Befunde in Ordnung sind, ist das psychische Wohlbefinden in der Regel sehr hoch und das Angstniveau noch niedrig. Das Selbstkonzept als werdende Mutter und eine manchmal idealisierte Vorstellung von der Zeit mit dem Säugling entwickeln sich.

Für manche Frauen, die sich mit Komplikationen konfrontiert sehen, kann diese Zeit aber auch sehr belastend sein. Insbesondere vorzeitige Wehen setzen die Schwangere unter Druck, sich zu schonen, eine Verletzlichkeit (Vulnerabilität) wird wahrgenommen, die viele Frauen von sich nicht kennen. Manchmal wird jede überstandene Woche gezählt, denn erst ab der 24. Woche wäre das Kind außerhalb des Mutterleibs überlebensfähig. Kommt es dennoch zu einer Frühgeburt, fehlt die psychische Vollendung dieser Phase und die nächste – die Antizipationsphase – kann nicht erlebt werden.

Die Phase der Antizipation und Vorbereitung

Die psychischen Aspekte der Antizipationsphase bis zur Geburt sind geprägt von der bevorstehenden Geburt, oft werden körperliche Beschwerden wieder stärker und eine manchmal abgewehrte Bedürftigkeit entsteht. Manche werdende Mutter braucht konkrete Hilfe im Alltag, andere werden dünnhäutig und emotional instabil, was die Partnerschaft erneut herausfordert. Selbstunsichere Schwangere sind anfälliger für Sorgen und Ängste, die für den Fötus Stress bedeuten können. Häufig bereitet sich die Frau zwar auf die Geburt, aber weniger auf das Wochenbett vor, sodass die daran anschließende Phase kaum reflektiert wird – Hauptsache, das Baby ist da und gesund.

Angst vor der Geburt, vor dem Unbekannten, den Wehenschmerzen und möglichen Komplikationen durchlebt jede Schwangere, wichtig ist es, in dieser Phase Selbstvertrauen in den natürlichen Prozess zu entwickeln, durch den Vater und das persönliche Umfeld gestärkt zu werden und sich gut auf die Geburt mit Entspannungs- und Atemübungen vorzubereiten. Dies braucht nicht jede schwangere Frau, manche gehen mit dem Vertrauen in sich selbst, andere mit dem in die Geburtsmedizin in die Geburt. Das bestimmt das Mindset, sprich die grundsätzliche Erwartungshaltung. Ein natürliches Mindset hilft nachweislich dabei, dass die Geburt zufriedenstellender verläuft.

Es gibt auch die seltenen Fälle von unbemerkten – also verdrängten – Schwangerschaften, da fehlt der komplette psychische Anpassungsprozess, was zu einer totalen seelischen Überforderung führen kann. Frauen, die mit Bauchschmerzen in einer Klinik erscheinen und dann ein Kind zur Welt bringen oder plötzlich allein eine Geburt erleben, brauchen ein gutes Netzwerk und psychische Unterstützung, um seelisch nachzureifen. Manchmal ist auch das Leben des Kindes in Gefahr, denn nur selten wissen diese Frauen von Babyklappen oder ähnlichen Hilfsangeboten, wenn die Schwangerschaft so extrem ausgeblendet wurde.

Die Geburtsphase

Bevor wir auf die psychischen Prozesse nach der Geburt eingehen, sollen hier nur kurz einige Standards für eine frauenzentrierte Betreuung während der Geburt in Anlehnung an das Gesundheitsziel zur Geburt in Deutschland dargestellt werden (Bundesministerium für Gesundheit 2017). Auf besondere Geburtsverläufe und Hindernisse bei der Einhaltung dieser Standards wird in vielen anderen Kapiteln eingegangen.

Die Frau hat die Wahl (Begleitung, Behandlung, Geburtsort) und kann informierte Entscheidungen treffen (Choice). Die Frau hat die persönliche Kontrolle, ihr Recht auf Selbstbestimmung wird gewahrt (Control). Die Frau wird kontinuierlich von einer oder mehreren bekannten Personen betreut (Continuity). Die Kompetenz der Frau, eigene Entscheidungen zu treffen, wird anerkannt, einschließlich sozialer, emotionaler, körperlicher, psychosozialer, spiritueller und kultureller Bedürfnisse und Erwartungen.

Die Phase der Überwältigung und Erschöpfung

Nach der Bondingphase unmittelbar nach der Geburt beginnt in den folgenden Tagen die Phase der Überwältigung und Erschöpfung, die bis etwa acht Wochen nach der Geburt andauert. Dies entspricht dem Wochenbett der jungen Mutter, in dem sie sich zunächst mit den körperlichen Folgen der Geburt (Wochenfluss, Geburtsverletzungen, echte Erschöpfung nach dem Flow der Bondingphase, Stillbeginn) und den hormonellen Umstellungen auseinandersetzen muss.

Viele Wöchnerinnen erleben einige Tage der Überforderung und Traurigkeit, den sogenannten Baby-Blues. Gleichzeitig sind sie aber auch überwältigt von den Emotionen der neuen Rolle, der Faszination, einem neuen, ganz einzigartigen Menschen das Leben geschenkt zu haben, und der Mutterrolle, die sowohl von Liebe erfüllt als auch von Schlafmangel und einer Umstellung des Alltags mit der totalen Verfügbarkeit für den Säugling geprägt ist. Die Konzentration auf die Bedürfnisse des Neugeborenen, die Beobachtung, ob es sich gut entwickelt, erfordert eine Konzentration auf die Entstehung der primären Bindung, in der auch der Vater seine Rolle finden muss.

Das Stillen ist körperlich und seelisch anstrengend. Den Säugling zu ernähren, kann auch als Bedrohung empfunden werden. Gerade wenn es anfangs Schwierigkeiten beim Stillen gibt und zum Beispiel Muttermilch abgepumpt werden muss, verändern sich das Körpergefühl und die Beziehung zum eigenen Körper. Gelingt das Stillen, kann eine Liebesbeziehung zum Kind entstehen, aus der der Vater ausgeschlossen bleibt, was auch zu Schuldgefühlen bei der Frau führen kann.

Die Gebärmutter bildet sich zurück und der ganze Körper muss seine neue Form finden. Sportliche Frauen versuchen, so bald wie möglich wieder »fit« zu werden, aber es ist zu bedenken, dass auch die Rückbildung im Durchschnitt neun Monate dauert, der Körper vielleicht nie wieder so wird wie vorher, die Mutter also ein neues, positives Körperbild entwickeln muss.

Die Phase der Herausforderung und Umstellung

Nach sechs bis acht Wochen haben sich die Rhythmen in der neuen Familie gefestigt und es folgt eine Phase der Herausforderung und Umstellung, bis der Säugling etwa sechs Monate alt ist. Wenn bis dahin alles gut gegangen ist und die ersten Schwierigkeiten überwunden werden konnten, stellt sich ein neuer Alltag ein. Manchmal überlagern Regulationsstörungen diese Umstellung.

In egalitären Partnerschaften kann die Retraditionalisierung der Rollen zu größeren Konflikten führen. Manche Mütter wollen so schnell wie möglich wieder in den Beruf zurück und erleben die Elternzeit als einsam machend und fühlen sich auf ihre Mutterschaft reduziert. Wenn dann noch die Wertschätzung des Vaters und des sozialen Umfelds fehlt, wäre es hilfreich, sich mit anderen Müttern zu treffen, mit dem Baby Kurse zu besuchen und die Zeit als einzigartig und wertvoll zu erleben.

Die Gewöhnungsphase

Danach beginnt die Phase der Gewöhnung bis zum ersten Geburtstag des Kindes. Routinen werden selbstverständlich, das Baby bestimmt nicht mehr das gesamte Familienleben. Die Eltern können sich gemeinsam an den Entwicklungsschritten ihres Kindes erfreuen und in vielen Familien nimmt der Vater dann noch einige Vätermonate bis zur Eingewöhnung in die Kita. Dies ist ein in Deutschland meist üblicher Verlauf, bis die neue Familie einen neuen Alltag mit ihrem Kind gefunden hat.

Der Übergang zur Mutterschaft ist eine psychisch herausfordernde Zeit, die mit dem Aufbau der Bindung zum ungeborenen Kind beginnt. Aber auch die Vorgeschichte der Schwangerschaft ist von Bedeutung, denn das Erwünschtsein und Willkommensein ist – bei aller berechtigten Ambivalenz – eine wichtige Urbotschaft für den heranreifenden Fötus.

Jede Schwangere durchläuft verschiedene Phasen, die mit körperlichen Veränderungen, aber auch mit spezifischen psychischen Konstellationen verbunden sind. Jede durchlebte Phase hat ihre Entwicklungsaufgaben für die innerlich zu erwerbende Mutterschaft. Unsicherheiten, Ängste und Zukunftssorgen gehören zu diesem existenziellen Übergang in einen neuen Lebensabschnitt.

Wichtig wäre, dass die Frauen sich nicht zu sehr von außen und von gynäkologischen Untersuchungen und Ratschlägen verunsichern lassen, sondern auf das Natürliche vertrauen und mehr nach innen spüren. Die Bindung wird auch dadurch gestärkt, dass die werdende Mutter mit dem Baby in ihrem Bauch kommuniziert. Wenn sich in den Fantasien ein Bild des Kindes manifestiert, unterstützt das die Vorfreude. Meist ist das reale Kind dann aber ganz anders schön.

> Sich gemeinsam mit dem Partner auf die Geburt vorzubereiten, bedeutet einen Abschied von der alten Lebensführung und einen Neubeginn mit neuen Herausforderungen. Das braucht Zeit, Ruhe und Gelassenheit.

Aus der Perspektive des Kindes

Die Geburt ist der erste große Schritt in der Autonomiebewegung des Menschen. Es folgt die Anbindung an die primäre Bezugsperson als starkes Bedürfnis, eine Bindung zu entwickeln. Weitere Autonomiebewegungen wechseln mit Phasen ab, in denen die Bindung wieder an Bedeutung gewinnt. Das ganze Leben kann als ein ständiger Wechsel von Bindung und Autonomie verstanden werden, wobei das eine nicht ohne das andere möglich ist.

Nach dem Bonding in den ersten Stunden nach der Geburt und dem Bindungsaufbau in den ersten Monaten, in denen das Getragenwerden wichtig ist und eine zunehmende Regulationsfähigkeit entwickelt wird, beginnen die Autonomieschritte der selbstständigen Fortbewegung, die zu einem erneuten starken Bedürfnis nach Bindung führen, was »Fremdelphase« oder »Achtmonatsangst« genannt wird. Konnten sich ein Urvertrauen in die Welt und eine sichere Bindung zu den Eltern entwickeln, wechseln sich Autonomiebewegungen mit erneuten Bindungsphasen bis ins Jugendalter und darüber hinaus ab.

Bereits unmittelbar nach der Geburt zeigt das Neugeborene Bindungssignale, auf die die Bindungspersonen mit einer Reaktion antworten, also responsiv reagieren. Jede Interaktion ist als Wechselspiel von Signalen und Reaktionen zu verstehen.

Dies erfordert feinfühlige Eltern, die die Signale ihres Kindes wahrnehmen, richtig interpretieren und angemessen darauf reagieren. Jede *dritte* Reaktion muss angemessen sein, um eine gesunde Entwicklung zu ermöglichen, und die Reaktionen müssen für das Kind vorhersehbar und konsistent sein.

Der Auszug aus dem Paradies

Während der Schwangerschaft hat der Fötus eine Umgebung vollständiger Versorgtheit erlebt, in der er beginnt, seine Sinne auszubilden, Reize wahrzunehmen und auch darauf zu reagieren. Die allumfassende Welt des Uterus kann als eine paradiesische Erfahrung verstanden werden, die das Ungeborene gegen Ende der Schwangerschaft verlassen möchte, denn irgendwann signalisiert das Kind: »Ich brauche jetzt eine andere Umgebung, um mich weiterzuentwickeln.« So gibt es zum Beispiel auch hormonelle Signale, die Wehen auslösen können.

Seine natürliche Erwartung ist es, von der Mutter, die es bereits aus der Gebärmutter kennt, empfangen zu werden. Das heißt, von ihr aufgehoben und an ihre Brust gelegt zu werden, um den wichtigsten Übergang zum selbstständigen Überleben zu vollziehen.

Die physiologische Unreife des menschlichen Säuglings und seine große Abhängigkeit von Bezugspersonen sind entwicklungsgeschichtlich begründet. Die Größe des Gehirns – und damit die Größe des Kopfes – führte zu einer Vorverlegung des Geburtszeitpunkts, um auf natürlichem Wege durch das aufgrund des aufrechten Gangs enger gewordene Becken der Mutter zu passen.

Der Säugling wird also geboren, lange bevor er sich an der Mutter festhalten, sich fortbewegen und ernähren kann. Es bedarf einer langen Zeit der Fürsorge und einer entwicklungsfördernden Umgebung, bis Kinder selbstständig überlebensfähig sind.

Resilienz von Beginn an

Es spricht für die hohe Resilienz des Menschen, dass er trotz Unreife bei der Geburt auch unter widrigen Umständen überleben kann, dass er den Verzicht auf natürliche Abläufe – wie zum Beispiel bei Kaiserschnittgeburten –, frühe postnatale Trennungen, Anpassungsschwierigkeiten, fehlendes Stillen, fehlende väterliche Triangulierung (der Einbezug einer dritten Partei in eine Dyade – eine Zweierbeziehung) und unzureichende Versorgung in den ersten Lebenswochen und -monaten überstehen kann. Der Überlebenswille und die Bewältigungsstrategien, die den kleinen Menschen gegeben sind, erstaunen uns in vielen Ausnahmesituationen. Die Fähigkeit, frühe Entwicklungsstörungen zu überwinden und dennoch seelisch gesund zu reifen, hängt von der intuitiven Unterstützung durch die Eltern, aber auch von der professionellen Begleitung durch Hilfssysteme und Heilungsstrategien ab.

Alle Erfahrungen, die in dieser frühen Zeit gemacht werden, bleiben in der Erinnerung gespeichert – positive wie negative –, wobei es auch wichtig ist, dass Stress erlebt und bewältigt wird. Nicht jede negative Erfahrung hinterlässt bleibende Schäden. Dennoch ist bei späteren belastenden Krisen oder ähnlichen Ereignissen eine Reaktualisierung möglich – bei der Mutter, dem Vater *und* eben auch beim Kind. Dies lässt sich nicht nur psychoanalytisch verstehen, sondern ist inzwischen auch hirnphysiologisch, endokrinologisch und durch die Erkenntnisse der Epigenetik belegt.

Zusammenfassend bedeutet dies, dass die Schwangerschaft und insbesondere das Geburtserleben das weitere Leben des Kindes prägen. Eine grundsätzliche Risikoerhöhung für psychische Störungen bedeutet jedoch keine Zwangsläufigkeit, da jeder Mensch und jede Familie unterschiedlich reagieren. Für die Eltern und die Helfer*innen bedeutet es aber, die Unterschiede am

Lebensbeginn anzuerkennen, verständnisvoll und wertschätzend zu agieren.

Die Epigenetik befasst sich mit den Grundstrukturen des Nervensystems. Dabei gibt es kritische und besonders sensible Phasen, in denen Defizite auch irreversibel in den Zellen verankert werden. Beispielsweise beeinflusst anhaltender Stress für das ungeborene Kind in der Gebärmutter die Länge der Telomere, das heißt der Schutzkappen an den Enden der Chromosomen, die wiederum für die spätere Resilienz entscheidend ist. Epigenome – als »Epigenom« bezeichnet man die Gesamtheit der epigenetischen Modifikationen eines bestimmten Zelltyps, Gewebes oder Organismus – werden durch Umwelteinflüsse aus der ersten Lebenszeit besonders nachhaltig geprägt und dies reicht bis in die Stammzellreservoire der Organe. Dabei ist auch die Stärke des Signals entscheidend. Vor allem Einflüsse in den ersten zwölf Lebensmonaten, aber eben auch die Zeit der Schwangerschaft und davor sind dafür ausschlaggebend. Das epigenetische Gedächtnis der Zellen führt sogar zur Weitergabe von Lebenserfahrung über Generationen hinweg.

Das existenziell wichtige Eingebundensein in bedeutsame transgenerationale Beziehungen zeigt sich auch darin, dass die Eizelle, aus der ein Embryo entsteht, in der Gebärmutter unserer Großmutter im embryonalen Körper der Mutter gebildet wird und somit eine direkte epigenetische Prägung durch die Großmutter erfährt.

Spätestens ab der 26. Schwangerschaftswoche sind auch Erinnerungen in der dafür zuständigen Hirnregion nachweisbar. Auch die Oxytocin-Rezeptoren verändern sich in Abhängigkeit von Umwelteinflüssen während der Schwangerschaft, und das hat Einfluss auf die Bindungsfähigkeit nach der Geburt, insbesondere existenzbedrohender Stress erhöht dabei das spätere Krankheitsrisiko. Die Vernetzung des Gehirns wird durch den Empfang von Signalen der Sinnesorgane vorangetrieben, wobei das Gehör besonders erinnerungsfähig zu sein scheint (zum Beispiel Muttersprache und Musik).

Es wurde auch festgestellt, dass das vorgeburtliche Kind schon träumen kann. Dies lässt sich als Hinweis darauf verstehen, dass es bereits ein »unbewusstes Bewusstsein« gibt. Um dies zu begreifen, genügt es, Frühgeborene zum Beispiel in der 25. Schwangerschaftswoche zu beobachten. Sie reagieren auf Berührung, körperliche Nähe und Wärme der Mutter intensiver als auf andere Personen, können ihren Gesichtsausdruck verändern, indem sie bei Entspannung lächeln und bei Stress Angst und Schrecken zum Ausdruck bringen.

Die Gebärmutter ist ein lebendiger, lauter Lebensraum, in dem Freude und Geborgenheit, aber auch Angst und Ablehnung empfunden werden können. Hier wächst das Vertrauen, etwas bewirken zu können, weil man schon Antworten bekommen kann und somit positive oder auch negative Interaktionserfahrungen macht.

Inzwischen wurde auch nachgewiesen, dass subtile Erinnerungen im primären Gehirn gespeichert werden. Und es gibt einen klaren Zusammenhang zwischen toxischem Stress der Mutter während der Schwangerschaft und den motorischen Fähigkeiten der Kinder. Wirkungszusammenhänge sind in der menschlichen Psyche nicht eindimensional zu verstehen. Um jedoch mit belastenden perinatalen Erfahrungen umgehen zu lernen, muss man erkennen, dass die Kinder diese Erfahrungen in ihr weiteres Aufwachsen mitnehmen.

Angstskripte und weitere Störungen

Je nachdem, wie eine Geburt – insbesondere ein Kaiserschnitt – verlaufen ist, bilden sich spezifische Angstskripte, die sich im späteren Leben manifestieren können. Ob ein Kind Ängste vor dem Unerwarteten entwickelt, ob es auf Anforderungen mit Rückzug reagiert oder ganz anders, lässt sich oft mit den Erfahrungen während der Geburt in Verbindung bringen.

Beispielsweise kann eine primäre Sectio ohne Wehen zu Selbstunsicherheit führen, da die Sicherheit eines allmählichen Übergangs in die Außenwelt nicht erlebt wurde. Auch die mögliche Dramatik einer Notsectio kann in dem Kind als traumatisches Erlebnis abgespeichert werden und zu Ohnmachtsgefühlen und damit zu einem späteren Kontrollbedürfnis führen.

Postnatale Trennungen und existenziell bedrohliche Anpassungsstörungen belasten die primäre Bindung. Dies führt auch zu vermehrtem Schreiverhalten und anderen Regulationsstörungen, die ihrerseits eine gesunde Entwicklung beeinträchtigen können. Insbesondere die postpartale Depression der Mutter gilt als Risiko für die psychische Entwicklung des Kindes. Da sie häufiger nach traumatischen Geburtserfahrungen und nach Kaiserschnitten auftritt, benötigen diese Säuglinge für eine gesunde affektive Entwicklung ein Gegenüber, das in der Lage ist, eine funktionale Interaktion mit dem Baby zu ermöglichen.

Bei Kaiserschnittkindern wird häufig eine veränderte Wahrnehmung von persönlichen Grenzen und Raum beobachtet. In Psychotherapien finden sich direkte Rekapitulationen dieser traumatischen Erfahrungen im symbolischen Spiel, zum Beispiel durch Kontrollverhalten als Abwehr der erlebten Hilflosigkeit in der Geburtssituation. Auch psychomotorische Befunde werden berichtet. Es gibt ein symbolisches Echo in Spiel- und Bewegungssituationen, die besonders gern aufgesucht oder vermieden werden. Je nach innerer Struktur des Kindes kommt es so zu einer aktiven oder passiven Verarbeitung innerer Konflikte. Auch Übergangssituationen können perinatale Erfahrungen reaktivieren, zum Beispiel Kriechtunnel, enganliegende Materialien, Dunkelheit oder plötzliches helles Licht.

Eine erste statistisch belastbare Routinedatenanalyse der Techniker Krankenkasse von 38 857 Kindern zu den mittelfristigen Auswirkungen von Kaiserschnitt und Frühgeburtlichkeit als Parameter für eine psychische Erkrankung in den ersten acht Lebensjahren ergab ein erhöhtes Risiko für die gesundheitliche Entwicklung (TK 2019). Allein durch den Kaiserschnitt erhöht sich das Risiko für körperliche Erkrankungen wie Asthma um 20 Prozent, Adipositas um 9 Prozent und Magen-Darm-Infektionen um 10 Prozent. Erstmals wurden auch psychische Risiken erfasst: Aufmerksamkeitsdefizit-Hyperaktivitätssyndrom (ADHS) 8 Prozent, Verhaltens- und emotionale Störungen 10,9 bis 20 Prozent (Mädchen), Verhaltensauffälligkeiten mit körperlichen Funktionsstörungen 25 Prozent, neurotische und somatoforme Störungen 16 Prozent.

Wenn man also davon ausgeht, dass prä-, peri- und postnatale Erfahrungen zu psychischen Überlastungen führen können, lohnt es sich, noch einmal genauer hinzuschauen, was im Einzelnen auf die Kinder einwirkt. Der Übergang während der Geburt ist ein Prozess der Ablösung und des Wiederanschlusses. Wenn dieser Übergang gestört ist, wird das im prozeduralen Gedächtnis gespeichert und bildet so ein Muster für weitere Übergänge. Das prozedurale Gedächtnis, eine Form des Langzeitgedächtnisses, bezieht sich auf erlernte Fähigkeiten und Gewohnheiten. Es ermöglicht uns, Tätigkeiten auszuführen, ohne bewusst darüber nachdenken zu müssen, wie sie gemacht werden. Die Muster manifestieren sich in der Fähigkeit, Beziehungen aufzubauen, da die primäre Bindung eine Überlebensnotwendigkeit ist. Die vorsprachliche Erfahrung ist unverarbeitet und deshalb so schwer zu identifizieren.

Oft werden perinatale Muster und die Fähigkeit, sich ganz unterschiedlichen Umgebungen anzupassen, in der Pubertät reaktiviert. Regression ist notwendig, um Progression zu ermöglichen. Blockaden in Übergangssituationen lassen sich daher als Hinweis darauf deuten, dass eine Geburtserfahrung nicht verarbeitet werden konnte.

Traumatische Belastungen verbrauchen immer auch Lebensenergie. Die nicht mentalisierte Erfahrungswirklichkeit setzt sich im Körper fest und kann sich im individuellen Körperbild entfalten, zum Beispiel durch eine versteifte Wirbelsäule. Wenn die Psyche erkennt, dass ein aktuelles schmerzhaftes Erleben das Wiedererwachen eines längst vergangenen Zustandes ist, bringt allein diese Einsicht schon Erleichterung.

Babytherapeut*innen beobachten bereits in einem elementaren sensomotorisch-imaginativen Modus, dass die Erfahrung der Geburt unmittelbar präsent ist. Werden die Verarbeitungsmöglichkeiten des Säuglings überfordert, ziehen sich Belastungen durch das weitere Leben und können sich auch erst sehr spät zeigen. Häufig werden diese Anzeichen oder Symptome aber auch falsch interpretiert. Entscheidend für ein gelingendes Leben ist jedoch die Ausschöpfung aller anderen zur Verfügung stehenden Ressourcen.

Niemand kann genau sagen, welche Erfahrungen des Kindes zu einer Störung in der späteren Entwicklung geführt haben. Ob es die Erwünschtheit oder die Vorgeschichte der Eltern ist, die in die Schwangerschaft hineinwirkt, ob es der Bindungsaufbau während der Schwangerschaft oder eine dramatische Geburtserfahrung ist, ob es eine Trennung nach der Geburt ist und vieles andere mehr –

immer wird die Entwicklung der Stressachse und des psychischen Innenraums beim Kind beeinflusst.
An dieser Stelle ist es wichtig, zusammenzufassen, dass es hilfreich sein kann, sich auf eine Entdeckungsreise zu diesen frühesten Lebenserfahrungen zu begeben und die Möglichkeiten abzuwägen. Es gibt viele verschiedene Methoden und Hilfen, sich mit dem Geburtserlebnis eines Kindes zu beschäftigen.
Die ersten Erfahrungen prägen die Kinder stärker, als dies bisher wahrgenommen wird. Die widrigen Bedingungen zu akzeptieren und die innere Not des Kindes ernst zu nehmen, ist immer der erste Schritt, um die weitere Entwicklung zu fördern und seelische Wunden zu heilen. Da die Psyche des Menschen so beschaffen ist, dass schwer Erträgliches abgewehrt und verdrängt wird, vor allem wenn es keine Worte dafür gibt, ist es hilfreich, die schwierigen Ausgangsbedingungen zu reflektieren, damit sie nicht dauerhaft im Unbewussten weiterwirken.

Die Rolle der begleitenden Väter

Die Geburt war lange Zeit reine Frauensache und ist es in vielen Kulturen immer noch. Die enge romantische Beziehung des Paares in der Kleinfamilie und die entwicklungspsychologische Erkenntnis, dass der Vater als triangulierender Dritter zur ursprünglichen Primärdyade aus der Sicht des Kindes gehört, haben in den Siebzigerjahren in den Kreißsälen in Deutschland (auch in der ehemaligen DDR) dazu geführt, die Anwesenheit des Vaters bei der Geburt zuzulassen. Inzwischen nehmen rund 90 Prozent der Partner diese Möglichkeit wahr, oft auch, weil die Schwangere diese Unterstützung wünscht.

Auch wenn Väter heute einen festen Platz im Kreißsaal haben, ist ihre Rolle nicht immer ganz klar. Sind sie Beschützer der Gebärenden und dann des Kindes oder nur »lästiges Beiwerk«, sind sie Unterstützer des Geburtsverlaufs oder nur emotional involvierte Beobachter der Situation?

In einer meiner eigenen Studien klagten die Väter über Hilflosigkeit und Überforderung mit der Situation und dem Verlauf der Geburt. Fehlende oder unzureichende Informationen führten zu einer Abspaltung der eigenen Gefühle, zumal auch das Personal kein Interesse an den väterlichen Gefühlsschwankungen zeigte. So konzentrierten sich die Väter auf Handlungen wie Handhalten, Festhalten, Stützen oder nur Danebensitzen, Helfen, Organisieren und Unterstützen. Angst, Anstrengung, Unruhe und Stress, aber auch Langeweile und Ungeduld während der Wehen wurden beschrieben. Die intensivsten Gefühle wurden beim Anblick und Berühren des Kindes genannt. Danach fühlten sich die Väter erleichtert bis wunderbar, wenn keine größeren Komplikationen aufgetreten sind und alle gemeinsam das Bonding ungestört erleben konnten.

Für den Vater wird das Baby nach der Geburt zum ersten Mal zu einem realen, greifbaren Gegenüber, denn die Bindungsqualität zum Säugling und die Fähigkeit zur Triangulierung erwerben Väter vor allem in der peri- und postnatalen Phase. Väter erleben sich im Spannungsfeld zwischen situativen, gesellschaftlich überformten Selbstansprüchen, realem handlungsorientiertem Erleben und der Konzentration auf Mutter und Kind während und nach der Geburt. Als Schlüsselerlebnis wird die Begegnung mit dem Säugling beschrieben. Je selbstbestimmter und natürlicher der Geburtsverlauf, umso selbstwirksamer fühlt sich der Vater, je mehr medizinische Interventionen, desto hilfloser der Vater.

Rollenfindung und Vater-Kind-Bindung

Die Einbindung des Vaters in die Familiendynamik im Wochenbett trägt entscheidend zur Rollenfindung und zur Vater-Kind-Bindung bei. Dazu braucht es aber auch die Mutter als Gatekeeperin: Inwieweit lässt sie den Vater an den Säugling heran, was traut sie ihm zu und was lässt sie ihn tun? Dieser Prozess beginnt in den ersten Stunden nach der Geburt und ist im ersten Lebensjahr besonders intensiv. Viele werdende oder gerade gewordene Väter sind heute noch auf der Suche nach einem für sie passenden Rollenbild, das auch der Qualität der Partnerschaft entspricht. Vorbilder finden sich eher in der Peergroup als beim eigenen Vater und die Aushandlung von Zuständigkeiten und Aufgaben muss letztlich jedes Paar für sich selbst durchführen.

Vater werden ist eben auch ein psychischer Prozess. Damit Vaterschaft als positive narzisstische Erweiterung des männlichen Selbsterlebens gelingen kann, muss ein Identitätswandel durchlebt werden. Das wird »Vaterschaftskonstellation« genannt. Die nach der Geburt einsetzende Erfahrung der Begrenztheit von Zeit, Freiheit und Ressourcen setzt voraus, dass der Mann die Entwicklungsaufgaben der Adoleszenz erfolgreich bewältigt hat. Dazu gehört die emotionale und ökonomische Ablösung vom Elternhaus, die Fähigkeit, ein eigenständiges und selbstbestimmtes Leben zu führen, die Anerkennung im Beruf und durch die Partnerin. Erst dann ist er psychisch reif, sich auf ein Drittes einzulassen und nicht mit dem Baby um die Aufmerksamkeit der Mutter zu konkurrieren. Denn neben der geliebten Frau hat er nun eine Mutter an seiner Seite.

Dazu bedarf es drei innerer Diskurse, die auch herausfordernd und möglicherweise schmerzhaft sein können:

- Im *Diskurs mit sich selbst* muss der Mann seine Vaterschaft anerkennen, nicht nur im administrativen Sinne, sondern auch im inneren Raum seiner Identität. Dieser Identitätswandel vom Mann zum Vater geht zudem mit dem Mutterwerden der Frau einher. Dies ist vor allem beim ersten Kind relevant. Das Kind hat nur diesen einen Vater und braucht seine Liebe, die altersgemäße Befriedigung seiner Bedürfnisse und echte Interaktion. Kann sich der Vater wirklich auf diese neue Verantwortung einlassen? Gerade bei schwierigen oder kranken Neugeborenen fällt es manchen Männern schwer, eigene Bedürfnisse zurückzustellen und ihre Prioritäten im gleichen Maße zu verändern, wie dies bei Müttern zu beobachten ist.

- Der *Diskurs mit dem eigenen Vater* kann schmerzhafte Erinnerungen reaktualisieren. Will man so werden wie er oder will man alles ganz anders machen – aber wie? Die Vorbildwirkung der eigenen Kindheitserfahrungen ist nicht so leicht zu überschreiben. Konnte der Mann eine gute Vater-Sohn-Beziehung aufbauen, ist es hilfreich, wenn der Großvater ihn in seiner neuen Rolle stärkt. Wenn aber die Vorwürfe gegen den eigenen Vater noch innerlich wirken, wird sich der gewordene Vater nicht von seinem Kind lösen und sich möglicherweise mit ihm überidentifizieren.
- Im *Diskurs mit dem Baby* geht es in erster Linie um den Generationenunterschied und das Kennenlernen dieses neuen Wesens in seiner Einzigartigkeit und mit seinen individuellen Bedürfnissen. Kann der Vater sein Kind bedingungslos so annehmen, wie es ist, und sich damit von dem lösen, was während der Schwangerschaft in seiner inneren Vorstellung von dem Baby gewachsen ist? Ein feinfühlig handelnder Vater baut eine ganz eigene Bindung zu seinem Kind auf, die unabhängig von der Mutter-Kind-Bindung besteht und auch lebenslang andere Funktionen erfüllen muss.

Neue Balancen für das Paar

Für das Paar und insbesondere für den Vater müssen neue Balancen zwischen Selbstliebe und Objektliebe zum Neugeborenen und zwischen Bindung und Autonomie gefunden werden. Der Vater bleibt Partner seiner Frau. Die Elternrolle wächst neben der romantischen Paarbeziehung und wird durch sie gestärkt. Das gilt auch für die Sexualität. Die Zärtlichkeit mit dem Säugling ist eine körperlich schöne Seite – aber die erwachsene Sexualität kann und soll ihren Platz in der Partnerschaft behalten. Der Vater bleibt der geliebte Mann, wie die Mutter die geliebte Frau bleibt. Dies nebeneinander zu leben und sich nicht mehr nur über die neue Elternrolle zu definieren, braucht Zeit. Eltern- beziehungsweise Vaterwerden ist ein Übergangsprozess in der generativen Phase, der neue psychische Konstellationen reifen lässt.

Die Ablösung von der eigenen Mutter und die Loyalität zur Mutter des eigenen Kindes, ohne die Großmutter auszuschließen, ist eine weitere große Herausforderung für junge Väter, die oft in ihrer Mutter eine Vertraute haben. Viele Konflikte können vermieden werden, wenn die Hierarchie zwischen den Generationen respektiert wird. Die Mutter des Kindes tritt an die Stelle der wichtigsten Frau im bisherigen Leben des Vaters – der Mutter. Und dies mit Respekt und Wertschätzung für das, was er von ihr erhalten hat, um es an seine Kinder weiterzugeben.

Der triangulierende Dritte für das Kind, in den meisten Fällen der leibliche Vater, zeigt dem Kind, dass die Welt jenseits der mütterlichen Fürsorge auch sicher sein kann, und stärkt damit dessen Autonomieentwicklung. Meist ist er im Spiel rauer, greift später ein, lässt das Kind Dinge erst einmal allein ausprobieren und stärkt so das Selbstwertgefühl des Kindes. Dieses risikoreichere Verhalten ist für manche Mütter nicht leicht zu ertragen, aber für das Kind ist es in der Regel sehr gut, einen Unterschied dazwischen zu spüren, was es von der Mutter oder eben vom Vater bekommt. Schon nach wenigen Tagen kann das Kind Mutter und Vater unterscheiden, deshalb sollte der Vater nie versuchen, die bessere Mutter zu sein. Er ist anders und dieses Anderssein ist zur Hälfte ja auch genetisch in seinem Kind vorhanden.

Die Geburt des eigenen Kindes zu erleben, ist für die meisten Väter eine wertvolle Erfahrung. Um den Geburtsprozess emotional zu bewältigen, bedarf es jedoch einer vätergerechten Geburtsvorbereitung. Dabei ist es wichtig, den Vater als emotional involvierten Teil des Prozesses mit eigenen Bedürfnissen zu sehen. Diese sollten vom geburtshilflichen Personal wahr- und ernst genommen werden. Dadurch können Hilflosigkeit, Ohnmacht und Überforderung abgebaut und das Geburtserleben des Vaters positiv gestaltet werden.
Um seine Rolle als Vater gut einnehmen zu können, muss der Vater seine adoleszente Identität neu aufbauen. Dies ist in erster Linie ein unbewusster Prozess, der von der Mutter durch seine Einbeziehung in die Pflege des Neugeborenen unterstützt werden kann. Auf diese Weise kann sich die ursprüngliche Triade entwickeln, die das Kind braucht, um seelisch gesund aufzuwachsen.
Hilfreich ist auch die Auseinandersetzung des jungen Vaters mit der eigenen Mutter und dem eigenen Vater, um die neue Familienkonstellation und das gemeinsame Aushandeln von Bedürfnissen und Unterstützungsleistungen der Großeltern gelingen zu lassen.

Veränderungen in der Familie

Wenn sich eine Schwangerschaft ankündigt, ist dies in erster Linie für die Frau ein sehr bedeutsamer Moment, denn ihre körperlichen und psychischen Empfindungen können sehr stark davon betroffen sein. Inwieweit sie sich auf diese grundlegende Veränderung in ihrem Leben einlassen kann, wird oft zunächst mit sich selbst und/oder mit dem Vater des Kindes ausgetragen.

Sobald die Schwangerschaft sicher ist, werden die ersten vertrauten Freundinnen und Freunde einbezogen. Ihre Reaktion und das Ausmaß von Freude und Angst hängen von der individuellen Lebenssituation ab. Nach den ersten Kontakten mit einer Hebamme oder den ersten Untersuchungen in einer gynäkologischen Praxis warten Schwangere häufig bis zur 10. oder 12. Schwangerschaftswoche, wenn die Einnistung des Embryos als sicher empfunden wird, um den weiteren Kreis der Familie, Geschwister, den Bekanntenkreis und gegebenenfalls den Arbeitgeber einzubeziehen.

Die gesamte Familiendynamik gerät in Bewegung. Wir betrachten hier drei verschiedene Ebenen, die über den Vater des Kindes hinaus relevant sind: die Großeltern des Neugeborenen, die Geschwister der Eltern und die Geschwister des Neugeborenen.

Die Großeltern

Meist kommen dann die eigenen Eltern ins Spiel, die mit dem heranwachsenden Fötus zu Großeltern werden, insbesondere natürlich beim ersten Kind. Dabei macht es einen Unterschied, ob es sich um die eigene Mutter und den eigenen Vater oder die Eltern des Partners handelt, die ebenfalls in diese neue Rolle hereinwachsen müssen.

Für die schwangere Frau beginnt oft eine Auseinandersetzung mit der eigenen Mutter, die häufig von einem größeren Verständnis für dieses zutiefst weibliche Thema geprägt ist. Die werdende Großmutter fühlt mit ihrer Tochter und identifiziert sich mit ihrer Fruchtbarkeit. Aber auch die Schwiegermutter schwingt mit den weiblichen Aspekten mit, obschon ihr Sohn das Kind »nur« gezeugt hat. Letztlich bleibt aber immer eine Vaterschaftsunsicherheit, die die matrilineare Verwandtschaft enger zusammenschweißt. Auch die beiden (werdenden) Großväter wachsen in ihre neue Rolle hinein, im Idealfall an der Seite ihres Sohnes oder als Unterstützer der schwangeren Tochter.

Es ist gar nicht so lange her, dass die Großeltern durch ihren Besitz und ihre Lebenserfahrung Bevormundung und Einflussnahme ausübten und damit ein Abhängigkeitsverhältnis schufen. Später kam die Abhängigkeit der jungen Eltern von der Betreuung der Enkelkinder durch die Großeltern hinzu, als es noch zu wenige Kinderbetreuungseinrichtungen gab, um insbesondere den Müttern eine Erwerbstätigkeit zu ermöglichen (vor allem in Westdeutschland). In Ostdeutschland waren die Großmütter meist selbst berufstätig und es gab Krippen und Kindergärten, in denen aber nicht immer die beste Betreuung der Kinder gewährleistet war.

Auch das Verwöhnungsparadigma hat sich weitgehend aufgelöst, denn heute findet eher eine Begegnung auf Augenhöhe statt, da die Elterngeneration ein mehr partnerschaftliches Verhältnis zu den Großeltern pflegt. Auch die Erziehungsvorstellungen haben sich gewandelt. Je nach familiärem Milieu kann es sogar sein, dass die Großeltern mehr Grenzen setzen als die Eltern, was allerdings auch zu Konflikten führen kann.

Um kooperative Formen des Miteinanders in der erweiterten Familie zu finden, bedarf es der Kommunikation über unterschiedliche Erziehungsstile und Lebensvorstellungen. Oft sind die Großeltern selbst noch berufstätig, haben eigene Interessen und stehen nicht immer zur Verfügung.

Die Neugestaltung der Beziehung bedeutet nicht selten eine Aktivierung der Beziehung zu den eigenen Eltern in gegenseitiger Resonanz. Diese intersubjektive »Wir«-Erfahrung kann das Aufwachsen der Enkelkinder bereichern, wenn die junge Familie die Hinwendung der Kinder zu den Großeltern zulassen kann. So wird für die Enkelkinder die Trennung und das Wiederfinden der Eltern nachvollziehbarer und die Großeltern sind innerfamiliäre Vertraute für die Teilnahme und Mitgestaltung des Ablösungsprozesses von der engen Bindung an die Eltern und unterstützen die Autonomieentwicklung, indem die Enkelkinder zeitweise auf die reale Anwesenheit der Eltern verzichten lernen und so Objektkonstanz entwickeln können, das heißt das Wissen darüber, dass Personen oder Objekte weiterexistieren, auch wenn sie sich außerhalb des Wahrnehmungsfelds befinden. Vater und Mutter der eigenen Eltern sind den Enkelkindern vertraut und zugleich als Vertreter der Vorgängergeneration fremd und stellen somit Übergangsfiguren dar.

Auch bei werdenden Großeltern findet ein psychosozialer Nestbau statt, ihr Verständnis von Elternschaft formt sich neu und erscheint anders als ihr eigener früherer Übergang zur Elternschaft, weil die Unsicherheiten geringer sind und keine existenzielle, alltägliche Verantwortungsübernahme für die Enkel geleistet werden muss. Die Belastungen des Erziehungsalltags werden nur peripher wahrgenommen, die eigene Lebenserfahrung gibt Sicherheit und die Großeltern können eine Pufferfunktion in Stresssituationen für die junge Familie übernehmen. Die relative Nähe der Großeltern zu den Enkelkindern kann ein Schutzfaktor in Krisensituationen sein (zum Beispiel bei der Geburt von Geschwistern, der Trennung der Eltern oder der Ablösung in der Adoleszenz).

Ebenso helfen Enkelkinder den Großeltern bei der Bewältigung ihrer Entwicklungsaufgabe, das Älterwerden zu akzeptieren, und Enkelkinder geben Trost und Hilfe bei der Akzeptanz der Endlichkeit des eigenen Lebens. Mit der Enkelgeneration wird das Bedürfnis nach existenzieller Kontinuität über das eigene Leben hinaus befriedigt.

Großmütter und in gewissem Maße auch Großväter bieten Ausgleich und Kompensation und können Einseitigkeiten in den Familienbeziehungen ausgleichen, indem sie das Leben als Kreislauf begreifen. Intimität und Distanz gelten als struktureller Kern der Großelternsituation, denn der natürliche Generationenabstand erhöht die Individuationschancen der Enkelkinder über die elterliche Bindung hinaus, da die frühe und ödipale Triangulierung Mutter, Vater, Kind durch das Vierte in der Dreieckskonstellation ergänzt wird. So werden die Großeltern aus einer intimen Distanz heraus als Entwicklungsobjekte betrachtet und tragen durch eine allmähliche Entidealisierung dazu bei, dass die Kinder ein realistisches Bild von ihren Eltern entwickeln.

Intergenerationelle Konfliktpotenziale

Diese intergenerationelle Familiendynamik birgt jedoch auch Konfliktpotenziale. Beispielsweise bestrafen die jungen Eltern ihre Eltern durch Kontaktabbruch, was eine dysfunktionale Machtausübung bedeutet. Oder sie instrumentalisieren die Großeltern für überbordende Betreuungsaufgaben oder lehnen deren Lebenserfahrung ab.

Großeltern können ihre erwachsenen Kinder bevormunden und deren Erziehungskompetenz infrage stellen. Sie können wirtschaftliche Abhängigkeiten schaffen und die jungen Eltern durch Besserwisserei abwerten.

Wie gesagt postulieren neuere Forschungen zudem, dass biologisch verwandte Großmütter epigenetische Grundlagen für den Verlauf von Schwangerschaft und Geburt legen, dass also bestimmte Geburtskomplikationen anscheinend matrilinear vererbt werden können.

In seltenen Fällen sind die jungen Eltern oder die Schwangere noch minderjährig oder aus anderen Gründen nicht erziehungsfähig, zum Beispiel bei Suchterkrankungen. Dann übernehmen Großeltern häufig die Elternrolle und fungieren als primäre Bezugspersonen für die Enkelkinder. Dies kann zu Loyalitätskonflikten führen, auf die hier aber nicht näher eingegangen werden soll.

Geschwister der Eltern

Die zweite Ebene der innerfamiliären Dysfunktionalität kann eine durch die Schwangerschaft und Geburt neu entfachte Geschwisterrivalität zwischen den Kindern der Großeltern, also den Onkeln und Tanten des Kindes, sein. Vielleicht gibt es einen unerfüllten Kinderwunsch oder Trennungserfahrungen, die eine befriedigende Tanten- oder Onkelbeziehung erschweren.

Die Identität als Onkel oder Tante zu erwerben, bedeutet einerseits eine horizontale innerfamiliäre Verbindung zu den Geschwistern, die im Sinne eines Erfahrungsaustauschs bereichernd sein kann. Auf der anderen Seite gibt es Kinder, die Nichten oder Neffen, die durch die Verwandtschaft nah sind, aber als Kinder eines anderen fremd bleiben. Gemeinsame Urlaube sind möglich, Familienfeiern, die die Cousins und Cousinen zusammenbringen, gegenseitiges Babysitting stärken die Beziehung.

Aber es kann die Geschwister auch in völlig unterschiedlichen Lebenssituationen treffen, in denen die Distanz zueinander eher verstärkt wird, weil die Lebensthemen durch die Geburt und Familiengründung auseinanderdriften. Im Lebensverlauf können sich dabei ganz unterschiedliche Konstellationen entwickeln, wie nah oder fern sich die einzelnen Familien verbunden fühlen.

Die Bedeutung, die Cousins und Cousinen entwickeln, hängt sowohl von der räumlichen Nähe als auch vom familiären Zusammenhalt ab. Cousins und Cousinen können auch wie Geschwister zusammen aufwachsen. Onkel und Tanten können neben den Eltern und Großeltern zu wichtigen Bezugspersonen werden. Großmütter sind dabei häufig die auf emotionale Bedürfnisse ausgerichtete Integrationsfigur, sie haben also in der Familie die Funktion eines »Kinkeepers«, einer »Verwandtschaftspflegerin«.

Geschwister des Neugeborenen

Wenn es in der Familie bereits Geschwister des Neugeborenen gibt, bemühen sich die Eltern heute, diese in die Schwangerschaft einzubeziehen und auf die Zeit nach der Geburt vorzubereiten. Damit wird das vermieden, was man früher »Entthronungstrauma« nannte, weil:

- schon kleine Kinder aufgeklärt werden und altersgemäß wissen, woher die Babys kommen und dass auch sie selbst einmal im Bauch der Mama herangewachsen sind und geboren und gestillt wurden;
- Väter (gegebenenfalls auch Großeltern) sich intensiv um die älteren Geschwister kümmern, wenn die Mutter im Wochenbett sehr auf das Neugeborene fixiert ist;
- Geschwister sich mit der Liebe der Mutter zum Säugling identifizieren und bereits im Alter von etwa zwei Jahren ein Kind-

chenschema entwickeln, was zu Rücksichtnahme und angemessenem Verhalten gegenüber dem Säugling führt;
- Geschwisterkinder auf die Geburt vorbereitet werden und altersgemäß verstehen, welche Bedürfnisse das Neugeborene hat und dass sie ihre eigenen Bedürfnisse dafür manchmal zurückstellen müssen.

Dennoch gibt es eine natürliche Eifersucht nach der Geburt von Geschwisterkindern. Regressives Verhalten wie Einnässen, Nuckeln und Fläschchentrinken sowie kleine Wut- und Hassanfälle, vor denen der Säugling von den Eltern geschützt werden muss, sind als normal anzusehen. Auch wenn die älteren Brüder und Schwestern gut auf die Geburt vorbereitet sind, müssen sie erst lernen, dass es ein weiteres Kind in der Familie gibt, das nicht mehr verschwindet. Je nach Alter und Entwicklungsstand dauert diese Anpassungsleistung bis zu zwei Jahre, bis von einer gefestigten Geschwisterbeziehung gesprochen werden kann, denn auch die Eltern durchlaufen einen Lernprozess, wie Familie mit zwei oder mehr Kindern gelebt werden kann.

Je mehr Geschwister bereits in der Familie sind, desto entspannter verläuft der Übergangsprozess, da die Geschwister die geringere Aufmerksamkeit der Eltern auch untereinander kompensieren können. Zudem haben die Eltern Routinen entwickelt und sind insgesamt entspannter im Umgang mit dem Säugling.

Ein Sonderfall, auf den hier nur kurz eingegangen werden soll, ist die Geburt eines Kindes mit Behinderung. Die Übergangsphase nach der Geburt eines beeinträchtigten oder kranken Säuglings ist oft mit so extremen Herausforderungen verbunden, dass die Geschwisterkinder in den Hintergrund treten. Hier ist es wichtig, sie ihrem Alter entsprechend in alles mit einzubeziehen. Das stärkt das Verständnis und das Mitgefühl, denn alles Geheimnisvolle macht meist viel mehr Angst, weil es mit negativen Fantasien besetzt wird. Das gilt wie gesagt auch für den Abschied von Totgeburten und früh verstorbenen Säuglingen. Alle Geschwister sollten das Baby sehen und sich verabschieden können, das ist psychisch am gesündesten, wenn auch schmerzhaft. Dafür gibt es inzwischen gute professionelle Unterstützung.

Ein seltener Aspekt ist schließlich die Teilnahme älterer Geschwister an der Geburt im außerklinischen Setting. Über die Gefühle und Erfahrungen von Geschwistern, wenn sie die Geburt mehr oder weniger miterleben dürfen, gibt es noch kaum fundierte Erkenntnisse. Auch hier kann ich auf eine eigene Studie zurückgreifen. Für die älteren Geschwister ist die selbst gesteuerte Beteiligung am Geschehen um die Geburt herum ein wichtiger Indikator für ihre positive Umstellungsfähigkeit. Wichtig ist die autonome Selbststeuerung, das heißt die Möglichkeit, Nähe und Distanz zum Geburtsgeschehen selbst zu bestimmen. Dafür ist eine zusätzliche Betreuungsperson wichtig, da der Vater diese Aufgabe nicht übernehmen kann, weil er bei seiner Partnerin und ihren Bedürfnissen bleiben muss.

Es ist eine geringere emotionale Beteiligung zu beobachten, die Kinder sind eher durch ein hohes Explorationsinteresse motiviert und bei guter Vorbereitung durch die Eltern im Vorfeld treten keine Ängste auf. Insgesamt bewältigen Geschwisterkinder die Übergangsphase nach der Geburt am besten, wenn ihre Bedürfnisse während der Geburt wahr- und ernst genommen werden. So ist es durchaus möglich, ältere Geschwister am Geburtsvorgang und an der Begrüßung des Neugeborenen teilhaben zu lassen. Sie interessieren sich dabei für die sichtbaren Dinge wie Nabelschnur und Plazenta, sie kuscheln sich an die Mutter in den Wehen, sie können die Geräusche verstehen, wenn sie darauf vorbereitet sind, und fühlen sich dadurch nicht ausgeschlossen.

Alle von mir befragten Geschwister im Alter von sechs bis zwölf Jahren fanden es toll, dabei gewesen zu sein, auch wenn sie sich zeitweise zurückgezogen hatten. Entscheidend ist jedoch, dass die Gebärende sich davon nicht ablenken lässt, ihren eigenen Gefühlen zu folgen, weil sie nicht auf die anderen Kinder Rücksicht nehmen muss.

Veränderungen in der erweiterten Familie begleiten die Übergangsphase nach der Geburt sowie die Beziehungsgestaltung im ersten Lebensjahr des Säuglings und darüber hinaus. Dabei sind mehrere Dimensionen zu berücksichtigen. Dazu gehören sowohl die vertikalen Beziehungen, die sich zu den Großeltern mütterlicher- und väterlicherseits entwickeln, als auch die horizontalen Beziehungen und Dynamiken zu den eigenen Geschwistern – den Onkeln und Tanten des Neugeborenen. Wie können sie ihre neue Rolle ausfüllen und die Entwicklung der Geschwister zu Müttern und Vätern akzeptieren und wohlwollend begleiten?
Eine weitere horizontale Dimension ist die Entwicklung der Beziehung zu älteren Geschwistern. Abhängig von Alter und Entwicklungsstand können ältere Kinder bereits in der Schwangerschaft einbezogen und vorbereitet werden, was den Übergang erleichtert. Bei einem sehr geringen Spacing – Altersabstand – fehlt noch die emotionale Distanz, und bei einem Abstand von weniger als achtzehn Monaten entwickeln sich Pseudozwillinge, da das erstgeborene Kind zu dem Zeitpunkt noch kein eigenes Ich-Konzept ausgebildet hat. Ein Abstand von drei Jahren wird als der anthropologisch und entwicklungspsychologisch günstigste angesehen, weil das ältere Kind bereits weit genug entfernt ist, um Empathie, Bedürfnisaufschub und Frustrationstoleranz zeigen zu können, aber in der weiteren Entwicklung noch genügend Gemeinsamkeiten in den Interessen der Geschwister vorhanden sind.

POSITIVE GEBURTSERFAHRUNGEN ERMÖGLICHEN

»Guter Hoffnung zu sein«, war und ist ein schöner Ausdruck dafür, ein Kind zu erwarten. Ich wünsche mir, dass dieser Aspekt wieder mehr in den Mittelpunkt der Schwangerschaft rückt. Schwangerschaft und Geburt sind keine Krankheiten, auch wenn die Begleitung überwiegend im medizinischen Fürsorgesystem angesiedelt ist. Hebammen verkörpern auch heute noch ein salutogenetisches – die Gesundheit förderndes statt nur Krankheit bekämpfendes – Konzept, das zunächst davon ausgeht, dass alles von der Natur so eingerichtet ist, wie es für einen positiven Schwangerschaftsverlauf und eine natürliche Geburt notwendig ist. Grundsätzlich ist jeder Frauenkörper bestens auf eine Schwangerschaft und die Geburt eines Kindes vorbereitet. Es ist schön, Kinder zu haben und sie beim Aufwachsen zu begleiten, auch wenn es viele Herausforderungen und möglicherweise Grenzerfahrungen mit sich bringt.

Biografien von Menschen haben mich seit jeher neugierig gemacht und die ganz individuellen Bewältigungs- und Problemlösungsstrategien beeindrucken mich immer wieder. Gerade Mütter und Väter mobilisieren ungeahnte Kräfte, um ihren Kindern ein gutes Leben zu ermöglichen. Es ist eine völlig neue Welt, in die man eintaucht, wenn ein Kind geboren wird. Wir spüren unsere Kraft, neues Leben in die Welt zu bringen, und erleben ein Maß an Glück und emotionaler Intensität, das wir uns vorher kaum vorstellen konnten.

Dieses Wunder des Lebens wird immer besser erforscht und wir verstehen die Zusammenhänge zwischen Körper und Geist, Soma und Psyche, immer besser. Mit dem bewährten biopsychosozialen Modell erforschen wir die Entstehungszusammenhänge von (psychischen) Krankheiten und darüber hinaus gibt es immer mehr Belege für den starken Einfluss von Überzeugungen auf unsere Physiologie. Das subjektive Erleben entspricht einer spezifischen individuellen Wahrnehmung der Wirklichkeit und gestaltet diese auch. Wir sind relativ frei, eine Erfahrung selbst zu bewerten, zumindest können wir sie immer wieder neu beurteilen und gestalten so unser Wohlbefinden selbst. Dies geschieht neben und unabhängig von unserem Denken.

Einerseits fasziniert mich, dass das Kleinhirn und die unbewussten Aktionen des Gehirns offenbar schneller sind als unser Denken und unser bewusstes Handeln. Dort liegt auch die Wurzel der Intuition. Andererseits bin ich beeindruckt, dass das, was wir glauben, fühlen und wovon wir überzeugt sind, einen so großen Einfluss auf unseren Körper hat, also auf die biologische Seite unseres Seins. Man könnte daraus ein Gefühl des Ausgeliefertseins und der Ohnmacht ableiten, man kann daraus aber auch den Optimismus ziehen, dass es möglich ist, Gesundheit im Vertrauen auf Prozesse, die eben nicht nur durch schulmedizinische Interventionen entstehen, zu fördern und zu gestalten. Wohl jeder kennt den Placebo-Effekt, bei dem der Glaube an die Wirksamkeit dazu beiträgt, körperliche Heilung zu erfahren. Leider gibt es aber auch den Nocebo-Effekt, bei dem negative Erwartungen erfüllt werden. In der ärztlichen Schwangerenvorsorge und Geburtsbegleitung kann es daher durchaus zu schwierigen Verläufen kommen, allein dadurch, dass immer wieder auf mögliche Komplikationen geschaut wird und das Vertrauen in das Funktionieren der natürlichen Abläufe in den Hintergrund tritt.

Insbesondere die rasante Entwicklung der pränatalen Diagnostik hat die Zeit der Schwangerschaft vom Konzept der »guten Hoffnung« entfernt. Der verständliche Wunsch nach einem gesunden Kind führt zu einer Vielzahl von Untersuchungen, die jedoch nur in den seltensten Fällen (etwa bei der Behandlung des Kindes im Mutterleib) positive Auswirkungen haben. Meist geht es um die Suche nach Behinderungen, die die Eltern dann vor die unfassbar schwere Entscheidung stellen, das Kind abzutreiben oder auszutragen. Es gibt auch ein Recht auf Nichtwissen, auf Offenheit für das, was das erwartete Kind an Besonderheiten mitbringt. Die Kraft der Liebe nach der Geburt ist unberechenbar und versetzt, wie der Volksmund sagt, Berge.

Die Vorbereitung auf eine (kritische) Geburt

Geburtsvorbereitung ist eine wichtige Präventionsmaßnahme, um Komplikationen zu vermeiden und Ängste vor der Geburt abzubauen. Sie sollte sich an dem Dreiklang aus erstens Entspannungs- und Atemübungen, zweitens Informationen über den natürlichen Geburtsverlauf und drittens Vorbereitung auf die Geburtsumgebung orientieren. Dazu gehören die Wahl des Geburtsorts und das Wissen, dass dort vorhersehbare Bedingungen herrschen, aber auch Unerwartetes passieren kann. Auch wenn die Geburt in erster Linie ein natürliches Ereignis ist, ist die heutige Geburtshilfe auch von medizinischen Interventionen geprägt. Nur 7 Prozent aller Geburten verlaufen gänzlich ohne medizinische Eingriffe.

Da Geburtsvorbereitungskurse von sehr unterschiedlicher Qualität sind, möchte ich hier einige Hinweise geben, woran man einen guten Kurs erkennen und wie man sich zusätzlich selbst gut vorbereiten kann. Bei einem guten Kurs plädiere ich dafür, dass auch psychologische Aspekte und nicht nur körperliche Vorbereitung und Informationen vermittelt werden. Die Hebammen werden immer besser ausgebildet, aber nicht alle praktizierenden Hebammen haben genügend psychologisches Wissen, um werdende Mütter auch auf die psychische Seite des Geburtsverlaufs hinzuweisen. Es gab und gibt auch Geburtsvorbereiterinnen, deren Ausbildung mit psychologischem Wissen angereichert ist und die sehr ganzheitlich auf die bevorstehende Geburt vorbereiten können, aber deren Angebote sind nicht überall zu finden. Zu einem guten Kurs gehört für mich auch, dass die Partner gut vorbereitet und nicht nur als Helfer missverstanden werden, die mitatmen, die Hand halten und körperlich unterstützen können.

Sich im Vorfeld mit der Frage »Was will ich und was passt zu mir?« zu beschäftigen, ist ein Prozess, den schwangere Frauen durchlaufen. Wenn es gelingt, eine innere Verbindung zu sich selbst und zum Baby herzustellen, fällt es leichter, sich auf den Geburtsprozess einzulassen. Vertrauen spielt dabei eine ganz wesentliche Rolle, denn es wird Situationen und Wahrnehmungen geben, die unangenehm sind. *Kann ich mir selbst und meiner Intuition vertrauen, kann ich den Menschen vertrauen, die mich begleiten?* Das Unbekannte – und jede Geburt ist per se unbekannt – kann Angst auslösen. *Kann ich mit dieser Angst umgehen, und wenn ja wie, oder blockiert sie mich?*

Ich möchte hier in erster Linie auf die mentale Geburtsvorbereitung und auf den Umgang mit Informationen eingehen, die einerseits auf einen zu erwartenden kritischen Geburtsablauf ausgerichtet sind, andererseits aber auch auf eine zweite oder weitere Geburt positiv einstimmen können, wenn die erste als dramatisch erlebt wurde. Die zentrale Frage ist: *Wie kann ich mich innerlich sicher fühlen in einem System, in dem eher die äußere Sicherheit im Vordergrund steht?*

Bereits die Entscheidung für eine Hebammenbetreuung während der Schwangerschaft ist ein wirksamer Schritt, da viele niedergelassene Gynäkologinnen und Gynäkologen Ängste eher schüren als abbauen. Um sich im Vorfeld nicht zu sehr verunsichern zu lassen, kann man im Freundeskreis nach positiven Geburtsgeschichten fragen. Aus den Vorerfahrungen im eigenen Leben und den Erfahrungen während der Schwangerschaft erwächst dann die Einstellung, mit der man der Geburt entgegensieht.

Das Mindset

Die Einstellung, das Mindset, spiegelt persönliche Überzeugungen wider und ist Ausdruck dessen, worauf Menschen vertrauen. Das geburtsbezogene Mindset kann ein natürliches Mindset sein, das davon ausgeht, dass die Geburt ein natürlicher Prozess ist, den die Frau bewältigen kann. Daneben gibt es ein eher medizinisches Mindset, das sein Vertrauen vor allem aus dem Umfeld der Klinik und den Geburtshelfern zieht. Ein natürliches Mindset geht vom Einsatz weniger Interventionen aus und nimmt eine höhere Zufriedenheit mit der Geburt vorweg. Es gibt weniger Schwierigkeiten, sich auf das Baby und die beginnende Mutterschaft einzulassen. Ein natürliches Mindset macht jedoch auch anfälliger für Irritationen durch das medizinische Personal. Wie die eigenen Erfahrungen im Kreißsaal wahrgenommen und reflektiert werden, hängt also auch wesentlich von den persönlichen Vorüberzeugungen ab.

Interessanterweise ist das subjektive Schmerzempfinden kein Prädiktor (Vorhersagevariable) für die Zufriedenheit mit der Geburt. Viel wichtiger scheint die internale Kontrollüberzeugung zu sein. Eine internale Kontrollüberzeugung liegt dann vor, wenn ein positives oder negatives Ereignis als Folge des eigenen Verhaltens wahrgenommen wird, sprich: *Werde ich es schaffen, werde ich dabei gut unterstützt und kann ich mich, vor dem Hintergrund meines Mindsets, sicher fühlen?* Ob belastende Ereignisse mit einem entsprechend hohen Stressniveau einhergehen, hängt von individuellen Faktoren wie der Persönlichkeit, dem sozialen Umfeld und der persönlichen Lebenssituation ab.

Der Aufbau innerer Sicherheit erfordert ein hohes Maß an emotionaler Belastbarkeit und letztlich die Fähigkeit, sich auf körperlich gesteuerte Abläufe einzulassen. Es fällt uns nicht immer leicht, loszulassen und unserem Körper zu vertrauen, weil wir gelernt haben, dass das Denken der beste Weg ist, Probleme zu lösen. Aber gerade während der Wehen geht es vor allem ums Atmen, Entspannen und Warten. Eine Hausgeburtshebamme sagte einmal, ihr wichtigstes Hilfsmittel sei der eigene Hocker, auf dem sie sitzen, beobachten und warten könne. Für die Gebärende bedeutet das auch, der eigenen inneren Stimme zu vertrauen. Dies fällt natürlich umso schwerer, je mehr die Frau durch Ansprache und Untersuchungen bei ihrer Geburtsarbeit gestört wird. Weniger Licht ist geburtsfördernd und Tönen – das bewusste Erzeugen von tiefen, resonanten Tönen oder Geräuschen durch die Gebärende – muss erlaubt sein, weil es schmerzlindernd wirkt.

Der Dialog mit dem Baby

Eine gute Vorbereitung für die werdende Mutter auf die Geburt ist es auch, schon während der Schwangerschaft und auch während der Geburt mit ihrem Baby zu sprechen. Dadurch wird die tatsächliche Zusammenarbeit beider während der Geburt gestärkt und das Gespür für die richtige Haltung, die passende Bewegung und das »Miteinander-Schwingen« unterstützt. Gerade in Krisensituationen, wenn sich Erschöpfung einstellt oder der Geburtsfortschritt auf sich warten lässt, kann der Dialog mit dem Ungeborenen neue Kraft geben. Der Mutter-Embryo-Dialog hat vielfältige Funktionen. Er kann bereits die Empfängnis unterstützen, bei pränatalen Untersuchungen Entscheidungen erleichtern und die gesamte Schwangerschaft begleiten. Er stärkt die Bindung bereits vor der Geburt. Die meisten werdenden Eltern sprechen von Zeit zu Zeit mit ihrem Kind. Dies aber gezielt so zu tun, dass man sich für die Antworten des Ungeborenen offen zeigt, bedeutet eine andere Qualität.

Die Wahl des Geburtsorts

Zur Geburtsvorbereitung gehört wie gesagt auch die Wahl des Geburtsorts. Dafür können eigene Kriterien gefunden werden. Manchmal ist dies eine kritische Zeit für das Paar, wenn es sich nicht sofort einig wird. Es können aber auch spannende Gespräche sein, wenn der Mann seine Partnerin dabei nicht unter Druck setzt, die eigenen Sicherheitsbedürfnisse umzusetzen. Fühlt sich die Schwangere in ihrer Entscheidung unterstützt, ist das auch für das Kind die sicherste Umgebung. Viele Eltern informieren sich im Vorfeld über bestimmte Klinikparameter wie die Kaiserschnittrate, die Einleitungsrate, Dammschnitt, Epiduralanästhesie und andere Aspekte, die für die Frau und das Paar wichtig sind, zum Beispiel die Erreichbarkeit der Neonatologie, wenn mit einer notwendigen Versorgung des Kindes nach der Geburt zu rechnen ist.

Die Initiative »Babyfreundliches Krankenhaus« oder »Baby-friendly Hospital« der Weltgesundheitsorganisation WHO und von UNICEF setzt sich seit 1991 für verbesserte Rahmenbedingungen in Geburtskliniken ein, die unter anderem die Eltern-Kind-Bindung schützen und das Stillen fördern sollen. Allein in Deutschland sind über hundert Kliniken als babyfreundlich anerkannt.
Um Adressen von »Baby-friendly Hospitals« zu finden, können Sie wie folgt vorgehen:

- Besuchen Sie die offizielle Website des Gesundheitsministeriums oder der Gesundheitsbehörde. Dort finden Sie oft Informationen über zertifizierte Einrichtungen.
- Die UNICEF führt eine Liste von »Baby-friendly Hospitals«.
- Eine einfache Suchmaschinen-Suche, zum Beispiel nach »Baby-friendly Hospitals in Deutschland [Österreich/Schweiz]«, wird sicher hilfreiche Ergebnisse liefern.
- In Online-Foren oder sozialen Medien gibt es oft Gruppen, in denen Eltern ihre Erfahrungen teilen und Empfehlungen aussprechen können.

Ein wichtiger Aspekt der mentalen Geburtsvorbereitung ist die Frage, in welcher Umgebung sich die Schwangere am ehesten auf den natürlichen Prozess des Gebärens einlassen kann. Folgende Überlegungen können dabei hilfreich sein:

- *Wen möchte ich dabeihaben?*
- *Wem kann ich vertrauen, dass er mir hilft, meine Wünsche und Gefühle auszudrücken?*

- *Wer garantiert mir, dass ich vor einem Eingriff gefragt werde?* Vielleicht möchte ich, um eine informierte Entscheidung treffen zu können, sowohl wissen, warum das jetzt gemacht werden soll, als auch, was die Alternative ist, wenn der Eingriff nicht gemacht oder verschoben wird.
- *Wer kann meine Rechte vertreten, sich – falls erforderlich – auch wehren?* Leider kann es in geburtshilflichen Einrichtungen zu strukturellen Störungen kommen, die es notwendig machen, für die Rechte der Gebärenden zu kämpfen. Nur in den seltensten Fällen ist sie in einem solchen Moment selbst dazu in der Lage. Es ist wichtig, dass sich diese unterstützende Person mit ihren eigenen Ängsten auseinandergesetzt hat, um wirklich eine Fürsprecherin für die Gebärende sein zu können. Auch die Begleitpersonen brauchen eine gute Vorbereitung. Das kann nicht immer der Partner sein. Vielleicht eher die Mutter, eine Freundin oder eine Doula. (Als »Doula« bezeichnet man eine ausgebildete Begleitperson, die neben anderen Aufgaben emotionale und physische Unterstützung während der Schwangerschaft, Geburt und im Wochenbett bietet. Dieses alte, aber neu belebte Modell einer zusätzlichen Geburtsbegleiterin hat sich vielfach bewährt.) Auch einer Beleghebamme kann ich dieses Vertrauen schenken. (Im Gegensatz zu Schichthebammen, die in Krankenhäusern im Wechsel arbeiten, bietet eine Beleghebamme eine kontinuierliche, persönliche Betreuung an.)
- *Wie viel Freiheit habe ich?*
- *Kann ich weitgehend selbst entscheiden, welche Körperhaltung mir angenehm ist und welche Bewegungen zu mir passen? Ist der Kreißsaal so ausgestattet, dass dies möglich ist und Flexibilität bei der Geburt gefördert wird?*
- *Wird mir und dem Kind Zeit gegeben? Kann ich ohne Druck alles geschehen lassen, was aus mir heraus entsteht?*

- *Werde ich bei der Schmerzbewältigung unterstützt und erhalte ich bei Bedarf Schmerzlinderung?*
- *Wie wird mit meinen Ängsten umgegangen? Werde ich ermutigt und kann ich mich zwischendurch ausruhen, wenn es dem Kind gut geht?*

In der vielfältigen Literatur zur Geburtsvorbereitung finden sich noch weiter gehende Checklisten, die helfen, sich gut auf die Geburt vorzubereiten. Für manche Frauen kann es aber auch sinnvoll sein, nicht zu viel zu lesen, sondern sich in Selbstvertrauen zu üben. Spontanen Impulsen zu folgen und dem eigenen Körper zu vertrauen, ist eine Strategie, die den Geburtsprozess auch positiv beeinflussen kann. Das Großhirn »auszuschalten«, wäre ohnehin die beste Idee bei der Geburtsarbeit, damit das Kleinhirn ungestört arbeiten kann ...

Natürlicher Wehenbeginn

Noch ein paar Worte zum Thema »Einleitung«, denn das ist eine Entscheidung, die man in Ruhe abwägen kann. Die Notwendigkeit ist immer zu prüfen. Die Versuchung, dem Gefühl zu folgen: »Dann habe ich mein Kind im Arm und die Mühen der Schwangerschaft sind endlich vorbei«, ist kein Argument dafür. Es ist bekannt, dass eingeleitete Geburten oft Interventionskaskaden nach sich ziehen, dass die Wehen dabei als schmerzhafter empfunden werden und die Kinder schneller in Not geraten.

Möglicherweise ist das Kind noch nicht so weit. Die errechneten Geburtstermine können vom tatsächlichen Konzeptionstermin abweichen. Und auch spätere Berechnungen können die individuelle Reife des Ungeborenen nicht vorhersagen. Im Normalfall sollte das Kind das Signal für den Beginn der Wehen geben, was es auch körperlich tut. Geduldig abzuwarten, bis die Wehen von selbst einsetzen, ist in den meisten Fällen die beste Entscheidung und stärkt die innere Haltung des Empfangens.

Aber auch wenn bereits im Vorfeld bekannt ist, dass die Geburt nicht natürlich verlaufen wird, kann sich die Frau beziehungsweise das Paar darauf vorbereiten. So sollte ein geplanter Kaiserschnitt, der keine akute Notsituation verhindern soll, möglichst zum Zeitpunkt des natürlichen Wehenbeginns erfolgen. Dann ist das Kind bereit und hat auch etwas von der stimulierenden Wehentätigkeit der Gebärmutter mitbekommen. Dies kann zum Beispiel bei Lageanomalien der Fall sein.

Wenn bei einem Kind bereits im Mutterleib eine Diagnose gestellt wurde, die das Erfordernis einer Notfallversorgung nach der Geburt wahrscheinlich macht, können sich die Eltern auf die Versorgung des Kindes in dieser Zeit vorbereiten. Dazu können sie Fragen sammeln und diese in den Vorgesprächen zur Geburt thematisieren. Oft sind auch die neonatologischen Abteilungen bereit, den Eltern vorab einen Einblick zu gewähren. In jeder Ausnahmesituation hilft es den werdenden Eltern, auf verständnisvolle Gesprächspartner zu treffen, die ihnen das Gefühl geben, dass keine Frage überflüssig ist und sie mit ihren Sorgen nicht alleingelassen werden.

Es geht auch um Menschenrechte

Hier sei noch auf die Menschenrechte der Vereinten Nationen verwiesen. Viele internationale Bündnisse haben sich mit den Kriterien einer respektvollen Geburtshilfe auseinandergesetzt. Insbesondere in der bereits erwähnten S3-Leitlinie »Die vaginale Geburt am Termin« spiegeln sich die Forderungen nationaler und internationaler Initiativen wider und werden auch in hebammengeleiteten Kreißsälen zum Maßstab professionellen Handelns erhoben (AWMF online 2021), wenngleich sie wie gesagt nicht immer hundertprozentig eingehalten werden. Neben den grundsätzlichen Versorgungsaspekten und Qualitätskriterien finden sich hier auch Grundsätze, die an Mutter, Kind und Familie orientiert sind, wie zum Beispiel:

- Jede Frau und jedes Neugeborene sind mit Einfühlungsvermögen, Respekt und Würde zu behandeln.
- Die Mutter hat das Recht auf kontinuierliche Unterstützung während der Geburt durch Fachpersonal und Vertrauenspersonen ihrer Wahl.
- Nichtmedikamentöse Maßnahmen zur Schmerzlinderung und Geburtserleichterung müssen ihr als sichere erste Wahl angeboten werden.
- Die Versorgung erfolgt durch evidenzbasierte Maßnahmen, die einen Nutzen für die Gebärende haben.
- Potenziell schädliche (Routine-)Eingriffe und Praktiken, deren Nutzen nicht ausreichend belegt ist, sind zu vermeiden.
- Es werden Maßnahmen zur Förderung des Wohlbefindens und der Gesundheitsvorsorge getroffen.
- Stillen und Hautkontakt müssen möglich sein.

Frauenrechte sind Menschenrechte. Kinderrechte sind Menschenrechte. Geburtskliniken, Geburtshelfer und alle Fachkräfte in deren Umfeld sollten sich in jeder Situation für die Umsetzung dieser Rechte engagieren. Dafür gibt es in Deutschland auch bundesweit agierende Verbände und Elterninitiativen, die Politik und Gesundheitswesen beraten und die Gesellschaft sensibilisieren.

Die Geburt ist ein mächtiges und emotional herausforderndes Ereignis. Deshalb ist eine gute Geburtsvorbereitung wichtig. Sie sollte körperliche und psychische Aspekte umfassen und immer auch den Kontakt zum ungeborenen Kind fördern. Für jede Schwangere und jedes Paar können dabei andere Aspekte wichtig sein.
Für eine natürliche Geburt ohne zu erwartende Komplikationen ist eine ganzheitliche Geburtsvorbereitung mit ausreichender Information hilfreich. Bei der Geburtsvorbereitung nach traumatischen Erlebnissen geht es vor allem darum, das Vertrauen in die eigene Gebärfähigkeit und in das Personal am Geburtsort wiederaufzubauen. Für eine Geburt, bei der mit Komplikationen zu rechnen ist, stellen sich andere Fragen, die sich jeweils an den konkreten Bedürfnissen orientieren. Auch auf einen geplanten Kaiserschnitt kann sich die Familie vorbereiten und sich über die Standards der ausgewählten Geburtsklinik informieren.
Unabhängig davon, wie die Geburt im Einzelfall abläuft, sind die Rechte der Frau und des Kindes auf menschenwürdige Behandlung stets zu berücksichtigen. Das Kind braucht für einen guten Start ins Leben möglichst unbelastete Eltern, die gestärkt und bereichert aus der Geburtserfahrung hervorgehen.

Die Vermeidung einer negativen Geburtserfahrung

Natürlich soll eine gute Vorbereitung auf die (nächste) Geburt auch negativen Erfahrungen vorbeugen. Es gibt aber noch mehr Kriterien und Strategien, die berücksichtigt werden können. Deshalb möchte ich an dieser Stelle einige weitere Überlegungen anführen.

Die Verarbeitung einer früheren Geburt, die als dramatisch, traumatisierend oder auch nur unbefriedigend erlebt wurde, kann nur dann als Teil der eigenen Biografie akzeptiert werden, wenn man nicht in Schuldzuweisungen und Anklagen verharrt. Auch Hass bindet. Es ist in Ordnung, die Geburt kritisch zu reflektieren und das Misslungene zu betrauern. Oft ist es wichtig, dies auch zu symbolisieren, zum Beispiel indem frau am 25. November, dem Roses Revolution Day, eine Rose vor den Geburtsort legt, an dem ihr etwas zugestoßen ist. Roses Revolution ist eine im Jahr 2011 begründete internationale Bewegung, die gegen Gewalt und Missbrauch im Rahmen von Geburtshilfe protestiert.

Oft ist es auch notwendig, mit dem Partner, mit Freunden, in einer Selbsthilfegruppe oder als Patientin in einer Psychotherapie ausführlich über die unbefriedigenden oder schmerzlichen Erlebnisse zu sprechen. Irgendwann ist es aber auch an der Zeit, sich aus der Opferrolle zu befreien. Dies kann nur gelingen, wenn man sein Leben wieder selbst in die Hand nimmt.

Für jede Frau kann es einen anderen Weg geben. Viele Frauen berichten, dass sie eine zweite Geburt brauchten, um die erste gut zu integrieren. Andere brauchen zivilgesellschaftliches Engagement, wieder andere eine Klage, um Gerechtigkeit zu empfinden. Manchen hilft eine spirituelle Aufarbeitung. Den meisten helfen bereichernde Erfahrungen in der Elternrolle und die Liebe zu ihrem Kind. All dies kann dazu beitragen, dass sich traumatische Erlebnisse nicht wiederholen.

Die Vorbereitung auf erwartbare Komplikationen

Wenn bereits im Vorfeld absehbar ist, dass die Geburt nicht nach den Wünschen der Schwangeren oder des Paares verlaufen *kann*, besteht die Möglichkeit, sich auch darauf vorzubereiten. Jede Auseinandersetzung mit den zu erwartenden Umständen ist eine Vorbeugung gegen emotionale Überforderung beziehungsweise Überflutung. Das kann während eines Klinikaufenthalts sein, bei dem versucht wird, eine Frühgeburt zu verhindern. Das kann die Vorbereitung auf eine natürliche kleine Geburt oder eine Totgeburt sein. Auch wenn zu erwarten ist, dass das Neugeborene nach der Geburt intensivmedizinisch betreut werden muss, weil Operationen notwendig sind oder eine Behinderung behandelt werden muss, können die werdenden Eltern sich wie gesagt darauf vorbereiten.

Ich empfehle dabei, eher den Kontakt zu anderen Eltern, als eine Internetsuchmaschine zu konsultieren. Auch ausführliche Gespräche mit medizinischem Personal, Psycholog*innen oder Seelsorger*innen können dazu beitragen, dass aus der (vorübergehenden) Belastung kein dauerhafter seelischer Notzustand wird. Dies gilt auch für die Vorbereitung auf einen absehbaren oder geplanten Kaiserschnitt, zum Beispiel bei Beckenendlage oder Zwillingen.

Die Nachbereitung einer (früheren) schwierigen Geburtserfahrung ist auch mit Bindungsanalyse oder Hypnose – unter Anleitung einer ausgebildeten Begleiterin – möglich. Es gibt viele, auch körpertherapeutische Möglichkeiten, das Nervensystem zu beruhigen, stabilisierende Kräfte freizusetzen und die Mütter beziehungsweise Eltern zur Ruhe kommen zu lassen. Auch jede Art von Achtsamkeitsübungen kann diesen Prozess unterstützen. Und das ist wichtig für das Kind. Kinder spüren immer, wenn es Mutter und/oder Vater nicht gut geht, und machen sich mit zunehmendem Alter selbst dafür verantwortlich und tragen Schuldgefühle mit sich herum. Wer will schon später glauben: »Meinen Eltern ginge es besser, wenn ich nicht auf der Welt wäre«?

Die Wahl des Geburtsorts und eine ausführliche Aufklärung im Vorfeld erleichtern es also auch bei zu erwartenden Komplikationen, sich während der Geburt auf das entsprechende Umfeld einzulassen. Das Bemühen um eine familienorientierte Geburt, wobei der Vater angemessen einbezogen wird und auch Großeltern, Geschwister und Freunde willkommen sind, schafft einen Rahmen, in dem verhindert werden kann, dass sich ungünstige Umstände zu einer negativen Erfahrung verfestigen. Für viele Schwangere und Familien ist es hilfreich, bereits im Vorfeld einen Geburtsplan zu erstellen, der die zur Verfügung stehenden Möglichkeiten berücksichtigt. Auch ehrliche Information wird als unterstützend empfunden.

Eine weitere Empfehlung ist, sich im Vorhinein darüber zu informieren beziehungsweise in den Geburtsplan aufzunehmen, dass Bonding in jedem möglichen Szenario erlaubt und gefördert wird und es möglichst nicht zu einer Trennung vom Neugeborenen kommt. Auch nach einer Sectio während der ersten halben Stunde der Wundnaht ist Bonding möglich – ein Bonding-Top hält das Kind dabei sicher und warm.

Im Idealfall wird das Paar vorab darüber informiert, wie auch mit Schwierigkeiten umgegangen werden kann. Letztlich muss aber jede Frau ihren eigenen Weg finden und gehen – und das ist in den seltensten Fällen vollständig vorhersehbar oder planbar. In einer Welt der Planbarkeit und der Illusion, jede Situation vorbereiten zu können, kann man in der Geburtshilfe nicht agieren. Jede Geburt ist und bleibt eben ein individueller Prozess, der von mindestens zwei Akteuren bestimmt wird: der Gebärenden und dem Kind.

Für Interessierte kann es auch sinnvoll sein, sich damit zu beschäftigen, was leitlinienkonforme Geburtshilfe ist beziehungsweise welche Kriterien dafür erfüllt sein müssen. Denn manchmal hinkt die Praxis den wissenschaftlichen Standards hinterher. So ist zum

Beispiel das routinemäßige Legen einer Kanüle, um einen venösen Zugang für eine eventuell notwendige Medikation zu schaffen, nicht angemessen und kann abgelehnt werden, ohne dass daraus ein Schaden entsteht. Es erleichtert eher die Beweglichkeit. Gleiches gilt für eine zu häufige und zu lange Überwachung mit einem Herzton-Wehen-Schreiber. Auch hier gibt es keine wissenschaftliche Evidenz.
Auch wenn ich es hier nicht als meine Aufgabe ansehe, die strukturellen Hürden zu beschreiben, die dazu führen können, dass die Standards in den Kreißsälen nicht eingehalten werden (können), möchte ich den Hebammenmangel nicht unerwähnt lassen. Wäre die Belastung der Hebammen geringer, ließen sich viele unangenehme Geburtserlebnisse vermeiden. Das für Pflegekräfte beschriebene Phänomen des »Cool-out« kann auch Hebammen treffen. Dabei hören die Pflegenden fast unbemerkt langsam auf, ihren eigenen Ansprüchen gerecht werden zu wollen, sie stumpfen ab und behandeln ihre Patient*innen nicht nach Qualitätskriterien. Diese moralische Desensibilisierung kann auch in der Geburtshilfe beobachtet werden. In solchen Fällen erleben die Frauen und Familien keine wertschätzende und geduldige Betreuung.

Die Auseinandersetzung mit der eigenen Persönlichkeit

Jede Frau sollte sich auch mit ihrer eigenen Persönlichkeit auseinandersetzen und sich darüber klar werden, wie sie mit Kontrollverlust umgeht, wie sie mit Angst umgeht, wie sie mit Schmerzen umgeht. Auch auf einen Kaiserschnitt kann man sich mental und praktisch vorbereiten. Hier spielt das individuelle Kohärenzgefühl eine Rolle. Das Kohärenzgefühl kann am besten aufrechterhalten werden, wenn drei Aspekte berücksichtigt werden:

- Verstehbarkeit: *Verstehe ich, was mit mir geschieht?*
- Sinnhaftigkeit: *Kann ich einen Sinn darin erkennen, was um mich herum geschieht?*
- Handhabbarkeit: *Bleibe ich handlungsfähig beziehungsweise kann ich mit dem, was passiert, umgehen?*

Dies gilt übrigens nicht nur für die Gebärende, sondern in vielen Fällen auch für den Partner, der sich gerade bei absehbaren Unwägbarkeiten fragen sollte: *Kann ich in dieser Situation noch hilfreich sein oder werde ich mehr mit mir selbst zu tun haben?* Wenn sich eine Gebärende mehr um den Zustand des Partners als um sich selbst kümmert, besteht die Gefahr, dass sie sich von ihren eigenen Bedürfnissen entfernt, was für eine Geburt nie gut ist. In diesem Zusammenhang kann es auch eine Stärke sein, wenn der Partner sagt: »Du, ich traue mir das nicht zu.« oder »Lass uns noch deine Mutter mitnehmen, falls ich mal Abstand brauche.«

Um uns auf das Wunder der Geburt eines neuen kleinen Menschen einzustimmen, sollten wir keine allzu konkreten Erwartungen haben. Es kann immer anders kommen als erwartet – im positiven wie im negativen Sinne. Ich wehre mich aber auch gegen das Narrativ, dass unzufriedene Frauen zu hohe Erwartungen an den Geburtsverlauf hätten und schmerzempfindlicher und sensibler wären als frühere Generationen. Es ist wissenschaftlich belegt, dass ein positives Geburtserleben vor allem mit drei zentralen Bewertungskategorien zusammenhängt:

- Einbezug in die Entscheidungen während des Geburtsprozesses (Mitbestimmung),
- wenige Interventionen (Recht auf körperliche Unversehrtheit und Respekt) und

- Betreuung durch *eine* Hebamme während der gesamten Geburt, die zwischenmenschliche Kontinuität und Vertrauen schafft und eine echte zwischenmenschliche Beziehung ermöglicht (Würde und Wertschätzung).

Diese Qualitätskriterien gelten umso mehr für Frauen, bei denen besagte »Fear of Childbirth« (FoC) vorliegt. Geburtsangst ist bis zu einem gewissen Grad normal. Wenn diese jedoch über ein normales Maß hinausgeht, sprechen wir von schwerer Angst vor der Geburt, die das Leben der Frauen erheblich beeinträchtigt, ihnen Stress bereitet und ihr psychisches Wohlbefinden gefährdet. Diese extreme Angst wird auch als »Tokophobie« bezeichnet. Es gibt einige wenige Schwangere, die so große Angst vor der Geburt haben, dass ihnen weder die versprochene Schmerzlinderung durch eine Periduralanästhesie (PDA) noch die zugesagte emotionale Unterstützung ausreicht. Manche dieser Frauen entscheiden sich dann für den sogenannten Wunschkaiserschnitt. Auch wenn diese Option nur circa 4 Prozent der durchgeführten Kaiserschnitte ausmacht, sichert jeder vermiedene Kaiserschnitt aus Sicht des Kindes einen individuellen Nutzen am Lebensanfang.

Viele Chefärzte nehmen sich bei einem solchen Wunsch die Zeit, länger mit der Frau zu sprechen und sie über die Vor- und Nachteile aufzuklären. Letztendlich bleibt es aber ein unnötiger medizinischer Eingriff. Ich frage mich dann wie gesagt, welche Qualifikation Gynäkolog*innen haben, um ein psychisches Phänomen zu diagnostizieren? Natürlich kann man keine Frau zu einer vaginalen Geburt zwingen, wenn ihre Angst davor erwarten lässt, dass es im Verlauf der Geburt zu Komplikationen kommt. Aber als Psychotherapeutin stehe ich dem skeptisch gegenüber. Ich würde immer zuerst versuchen, gemeinsam mit der Schwangeren herauszufinden, wie sie die Ursachen versteht und welche Vorgeschichte zu diesem Wunsch geführt hat.

Zu einer selbstbestimmten Geburt kann immer auch die Entscheidung für einen Wunschkaiserschnitt gehören. Mein Plädoyer geht jedoch in die Richtung, dass einerseits FoC im Vorfeld psychotherapeutisch behandelt werden kann, andererseits aber meines Erachtens noch zu wenig über die psychologischen Faktoren aufseiten des Kindes und die Folgen für das Kind aufgeklärt wird.

Eine modifizierte Form des Kaiserschnitts

Natürlich versucht auch die Medizin, sich ständig weiterzuentwickeln. So klingt die Kaisergeburt der Berliner Charité schon wie Zukunftsmusik. Der Unterschied zu einem normalen Kaiserschnitt ist relativ gering, hat aber immense positive Auswirkungen auf die psychische Situation von Mutter und Vater und auch auf die Bindungsentwicklung des Kindes. Dazu wird das sterile Tuch, das den Operationsbereich vom Oberkörper der Mutter abtrennt, in dem Moment, in dem das Kind aus der Gebärmutter geholt wird, abgesenkt, sodass die Mutter ihr Kind sofort sehen kann. Der Geburtsvorgang wird verlangsamt, die Mutter kann beobachten, wie das Neugeborene aus ihrem Bauch herausgehoben wird, und der Vater kann die Nabelschnur durchtrennen. Der Geburtshelfer nimmt das Kind zunächst auf dem Arm. Die Eltern hören den ersten Schrei, dann wird das Kind auf die Brust der Mutter gelegt.

Auch wenn der Kaiserschnitt immer eine Operation bleibt, werden dadurch mehrere psychologische Hindernisse für den Bindungsaufbau beseitigt. Erstens besteht für die Mutter kein Zweifel mehr daran, dass es sich bei dem Baby wirklich um ihr Kind handelt, zweitens wird der Übergang in die Außenwelt für das Neugeborene um einige Minuten verlangsamt, was den Schockzustand verringern kann. Drittens können Mutter und Kind – gemeinsam mit dem Vater – Haut- und Blickkontakt aufnehmen, was wiederum Bonding ermöglicht und sowohl den Bindungsaufbau als auch die Stillbeziehung fördert.

Dies ist natürlich nur dann möglich, wenn ausreichend Zeit für die Anlage einer PDA zur Verfügung steht, keine anderen medizinischen Komplikationen vorliegen, die ein solches Vorgehen verbieten, und die Eltern sich dafür entscheiden können. Vieles spricht also für diese Möglichkeit im Operationssaal. Die weniger individuelle als strukturelle Gefahr besteht darin, dass eine Analogie zur natürlichen Geburt suggeriert wird. Alle anderen Vorteile einer natürlichen und vaginalen Geburt treten in den Hintergrund. Je mehr der Kaiserschnitt als normale Alternative angesehen wird, desto weniger Anstrengungen werden unternommen, Geburten in ihrem normalen Verlauf zu unterstützen, wo immer das möglich ist.

Die Einordnung einer persönlichen Erfahrung erfolgt bei jedem Menschen individuell mit bewussten und unbewussten Anteilen. Ob eine Geburt im biografischen Gedächtnis der Mutter oder des Vaters mit angenehmen und bestärkenden Gefühlen besetzt wird, ob sie als die spektakulärste und wunderbarste Erfahrung bewertet wird oder ob sie mit unangenehmen Gefühlen, Wahrnehmungen und Erinnerungen verbunden sein wird, lässt sich nicht vorhersagen. Was jedoch möglich ist, ist der Versuch, negative Erfahrungen möglichst zu vermeiden.
Dazu bedarf es einer leitlinienorientierten Geburtshilfe, eines zugewandten und möglichst unbelasteten Personals, das sich auf die Bedürfnisse der Gebärenden einlassen kann. Ein wesentlicher Teil der Verantwortung liegt also in jedem Fall bei den Fachkräften. Ein

nicht unerheblicher Teil kann aber auch von den werdenden Eltern im Vorfeld beeinflusst werden. Insbesondere wenn ein kritischer Geburtsverlauf zu erwarten ist, geht es um Selbstermächtigung und Selbstwirksamkeit.

Für jedes Paar, für jede schwangere Frau kann es da einen anderen Weg geben. Dieser Weg kann darin bestehen, mit einem Grundoptimismus auf die Professionalität der Geburtshelfer zu vertrauen. In vielen Fällen ist es aber eher eine spezifische, auf den Einzelfall zugeschnittene (auch emotionale) Vorbereitung, die sicherstellt, dass eine Geburt mit Widrigkeiten und Risiken, dennoch von allen Beteiligten emotional angenommen werden kann.

DAS LEBEN NACH EINER DRAMATISCHEN GEBURT

Wir sind alle geboren worden und haben uns auf unterschiedliche Weise in die Welt gekämpft. Vielleicht haben wir Erzählungen darüber gehört oder es sind uns die wesentlichen Details verschwiegen worden. Für Erwachsene kann es aufschlussreich und wichtig sein, sich noch einmal mit der Mutter und auch dem Vater zusammenzusetzen und sich die eigene Geschichte genau erzählen zu lassen. Manchmal lassen sich dadurch bestimmte Gefühle besser verstehen, für die wir bisher keine richtige Erklärung hatten.

Die Erfahrung einer schwierigen Geburt hinterlässt Spuren, aber auch die Dankbarkeit, sie überstanden zu haben. Wir können diese Erfahrungen nicht mehr ändern, doch wir können anerkennen, dass die Umstände damals so und nicht anders waren. Wenn wir spüren, dass die Neugier von Ängsten oder Trauer überlagert wird, können wir vielleicht mithilfe einer tiefenpsychologischen oder psychoanalytischen Psychotherapie versuchen, diese zu bearbeiten und seelisch zu integrieren. Unser Unbewusstes hat die wunderbare Fähigkeit, sich durch Träume, Fantasien, Gedankenassoziationen, aber auch durch Körperwahrnehmungen und

Bewegungsimpulse auszudrücken. Auch wenn wir manchmal nicht genau wissen, was uns jetzt geholfen hat, geht es uns oft besser, wenn wir uns die Zeit genommen haben, hinzuspüren, hinzusehen und hinzuhören.

Der spirituelle Aspekt von Schwangerschaft und Geburt hat die Menschen schon immer fasziniert. Fruchtbarkeitssymbole und mystische Rituale in intensiv gelebter menschlicher Gemeinschaft haben im Laufe der Menschheitsgeschichte dazu beigetragen, den Ursprung des Lebens zu feiern, den wir nicht in Worte fassen und nie ganz verstehen können.

Die Existenzberechtigung eines jeden Menschen ergibt sich aus seiner Entstehung und nicht aus dem, was er geleistet und zur Gesellschaft beigetragen hat, also allein aus seinem Geborenwerden. (»Natalität«) Die Beschäftigung mit dem Sinn des Lebens und dem Tod – die Thanatologie – bestimmt die meisten philosophischen Denkschulen. Die Geburt als der Beginn des menschlichen Lebens und das Ankommen und Angenommenwerden stehen am Anfang jeder Biografie.

Um gut in der Welt anzukommen, braucht jeder Mensch Versorgung, Begleitung und Zuwendung. Wir sind die einzige Spezies, der eine jahrelange Lebensphase des Lernens und der Aneignung des notwendigen Gemeinschaftswissens zur Verfügung steht, um ein selbstständiges Leben führen zu können. Wir haben auch die Fähigkeit zur Selbstreflexion und ein Bewusstsein für die Vergangenheit. Dies kann jeder Einzelne für sich nutzen, um sich als wertvoll, angenommen und daseinsberechtigt zu erfahren. Das Wunder der Geburt wird manchmal von dramatischen Ereignissen während der Geburt überschattet, aber auch diese können so verarbeitet werden, dass ein glückliches und erfülltes Leben gelingen kann.

Im folgenden Kapitel wende ich mich an alle Eltern und Fachkräfte, die das gute Ankommen ihrer Kinder in der Welt unterstützen wollen. Frühgeborene, Neugeborene, Säuglinge und Kleinstkinder haben die besondere Fähigkeit, durch ihre Signale Bedürfnisse zu zeigen, die wir lesen und erfüllen können.

Aus der Säuglingsforschung und vielen systematischen Beobachtungen von Babys wissen wir, dass gerade diese erste Lebensphase geeignet ist, frühe Traumata mit Unterstützung wichtiger Bezugspersonen – dazu gehören in erster Linie die Eltern und die Familie – so zu verarbeiten, dass sie keine Langzeitfolgen ausbilden. Manchmal bedarf es dazu helfender Dritter, die die Eltern mit unterschiedlichen Angeboten dabei unterstützen, ihren Kindern einen gesunden Start zu ermöglichen. Der Lebens- und Überlebenswille hilft den Babys dabei und natürlich die Liebe und Zuwendung ihrer Mütter und Väter.

Auf der Neonatologie

Eltern, deren Kind unmittelbar nach der Geburt oder in den ersten Lebenstagen so krank ist, dass es auf der Intensivstation aufgenommen werden muss, und denen ein manchmal sehr langer stationärer Aufenthalt auf der neonatologischen Station einer Klinik bevorsteht, sind in ihrem Innersten erschüttert und wirken in den ersten Tagen wie unter Schock und erstarrt. Sie brauchen eine *Orientierungsphase*, in der ihre Ängste und Unsicherheiten vom Pflegepersonal und den Ärztinnen und Ärzten ernst genommen und sie gleichzeitig als Experten und Expertinnen für ihr Kind wahrgenommen werden. Die empfundene Hilflosigkeit und die emotionale wie praktische Überforderung können sonst allzu leicht dazu führen, dass die Eltern innerlich die Verantwortung abgeben und sich zurückziehen.

Gerade in den ersten Stunden und Tagen sind die Mütter oft selbst noch pflegebedürftig, weil sie einen Kaiserschnitt erlebt haben und die Umstellungsprozesse des Körpers und der Psyche durchleben. Die Eltern können durch die Frühgeburt oder die Diagnose einer Krankheit oder Behinderung völlig überfordert sein. Wie gesagt berichten viele Mütter von einem Schleier, hinter dem sie diese Zeit erlebt haben, in der sie funktionieren mussten und in der ihnen die Worte fehlten, um ihre innere Not auszudrücken. Manchmal ist das Elternpaar auch zu sprachlos, um miteinander zu kommunizieren. Die dann einsetzenden Trauerprozesse, in denen Abschied vom erträumten Wunschkind genommen werden muss, werden zudem von Vätern und Müttern oft unterschiedlich durchlaufen.

Dies alles zu verarbeiten, ist an sich schon eine große psychische Herausforderung. Hinzu kommt auf der Intensivstation die ständige Sorge um den Gesundheitszustand des Kindes, das Verstehen der Diagnose und das Akzeptieren der Prognose. Aber auch Eltern, die sich auf die Situation vorbereiten konnten, die im Idealfall die Klinik schon vor der Geburt kennengelernt haben, befinden sich nach der Geburt in einem Ausnahmezustand, da die Krankheit des Neugeborenen erst jetzt real wird und sie ihr Kind leiden sehen und zunächst glauben, wenig tun zu können.

Wie bei jeder anderen Geburt sind die ersten Stunden und Tage für den Bindungsaufbau sehr wichtig. Wenn die Eltern sich aber nicht ungestört auf ihr Kind einlassen können, kann es schwierig sein, eine Bindung aufzubauen. Berührungen, Streicheln und großflächiger Hautkontakt sind oft nicht möglich. Zudem berichten viele Eltern von der Angst, dem zerbrechlich wirkenden Säugling wehzutun. Erst allmählich entsteht eine *Identifikation mit der Situation*, die immer wieder von Rückschlägen überschattet sein kann.

Die Betreuung eines frühgeborenen, kranken oder behinderten Kindes erfordert eine enorme Umstellung, die die ohnehin schon große Anpassungsleistung nach der Geburt eines Kindes bei Weitem übersteigt. Die Eltern müssen sich nicht nur an ihr Kind, seine Besonderheiten, seine Pflegebedürfnisse und den neuen Tagesrhythmus gewöhnen, sondern auch an die Pflegeanweisungen des Personals, das Handling der medizinischen Hilfsmittel und den professionellen Ablauf auf der Station. Sie gewinnen jedoch zunehmend Sicherheit im Umgang mit ihrem Kind, lernen, die Situation zu akzeptieren, und bauen eine Beziehung zum Pflegepersonal und eventuell zu den anderen Eltern auf der Station auf. Die Eltern fühlen sich kompetenter und weniger abhängig.

Irgendwann wächst der Wunsch, mit dem Kind nach Hause zu gehen, und wenn die Entlassung geplant werden kann, tauchen neue Fragen auf, die den *Ablösungsprozess* einleiten. Vor der Entlassung aus dem Krankenhaus muss die Versorgung im häuslichen Umfeld geplant werden, da einige Kinder zu diesem Zeitpunkt noch eine besondere häusliche Pflege benötigen. Dabei ist es wichtig, individuelle Wege für jede Familie zu finden und gemeinsam mit dem medizinischen Personal zu planen.

Die Überleitung in die ambulante Situation umfasst auch die Installation praktischer Alltagshilfen, Aufklärung und Information über Anschlussbehandlungen und psychosoziale Hilfen. Besonders gut tut es den betroffenen Eltern, wenn sie Wertschätzung für das Geleistete erfahren und ihre individuelle Entwicklung in diesem Prozess anerkannt wird. So kann ihr Selbstwertgefühl gestärkt werden.

Für die Zukunft der Familie ist es wichtig, die Bedürfnisse jedes Einzelnen anzuerkennen. Die subjektive Belastung ist sehr individuell, aber sicher ist, dass fast alle Eltern in der Zeit des stationären Aufenthalts eines Neugeborenen Enormes geleistet haben.

Im Rückblick nehmen Eltern diese Situation oft als so fordernd wahr, dass sie sich gar nicht mehr vorstellen können, wie sie das alles geschafft haben.

Eltern, die sich dauerhaft an eine belastende Situation mit einem kranken oder behinderten Kind gewöhnen müssen, hilft das Gefühl der Zugehörigkeit durch die Einbindung in neue soziale Kontakte mit anderen Betroffenen in ähnlicher Lebenssituation, positive Bewältigungsstrategien zu entwickeln. Die Erfahrung, mit einem Problem nicht allein zu sein und sich mit anderen darüber austauschen zu können, stärkt Eltern nach einem kritischen Lebensereignis und hilft bei der Neuorientierung und möglicherweise dauerhaften Umstrukturierung des Lebens, zum Beispiel bei herzkranken Kindern.

Strategien, um die Eltern zu unterstützen

An dieser Stelle möchte ich einige Strategien aufführen, mit deren Hilfe es besser gelingen kann, Eltern in einem psychischen Ausnahmezustand zu erreichen und sie zu unterstützen:

- *Empathische Grundhaltung, die jedes Erleben ernst nimmt:* Die Eltern haben nichts falsch gemacht und auch ihre Gefühle (Angst, Wut, Trauer et cetera) und Gedanken sind nie falsch, sondern nur individuelle Nuancen einer eigenen relevanten Wahrnehmung.
- *Angebote, das Erlebte zu verbalisieren:* Gesprächsangebote, in denen immer wieder erzählt werden kann, was die Mutter oder auch der Vater erlebt haben, wobei auch hier alles ausgesprochen werden kann, auch Schuldgefühle und Unzulänglichkeitsgefühle brauchen ihren Raum, ohne kleingeredet zu werden.

- *Bestätigung, Ermutigung und Lob* lenken den Blick auf das Erreichte. Auch Ambivalenzen sind erlaubt. Hilflosigkeit und Ausgeliefertsein können minimiert werden, wenn auch »kleine« Schritte gewürdigt werden.
- *Information und Aufklärung über (geplante) Interventionen* sollten so oft wie nötig wiederholt werden, da die Eltern in dieser Ausnahmesituation oft kognitiv nicht voll aufnahmefähig sind. Dabei ist auch auf eine angemessene, verständliche Sprache zu achten.
- *Vermitteln von Sicherheit und Hoffnungskraft:* durch klares Erklären der Rahmenbedingungen, möglicher Komplikationen, realistischer Entwicklungsprognosen, aber auch Zulassen von Unwägbarkeiten und Überraschungen, die möglich sind.
- *Aktive, ermutigende und anleitende Kontaktaufnahme mit dem Kind:* dem Kind einen Namen geben und es als Persönlichkeit wahrnehmen. Man kann dem Kind eine Stimme geben, indem man seine Handlungen, Bewegungen, Gefühlsäußerungen, Gesichtsausdrücke und Laute liebevoll interpretiert und es so als einzigartiges Wesen liest, das seine Umwelt wahrnimmt und auf sie reagiert.

Gerade wenn der Aufenthalt auf der Neonatologie Wochen oder sogar Monate dauert, ist die ganze Familie gefragt. Wie geht es den Geschwistern? Wie können die Großeltern helfen? Die Einbeziehung und das Kennenlernen der Situation kann für alle relevanten Angehörigen und Zugehörigen (manchmal kann es wertvoll sein, auch Freunde »mit ins Boot zu holen«) wichtig sein. Das stärkt das Verständnis für die Erfahrungen der Eltern und hilft, das neue Geschwisterkind oder den neuen Enkel selbst kennenzulernen.

Ältere Geschwister sollten ihr Brüderchen oder Schwesterchen so früh wie möglich sehen und auch berühren können. Das hilft den Größeren, zu verstehen und zu akzeptieren, warum die Eltern, insbesondere die Mutter, gerade wenig Zeit für ihre Bedürfnisse haben. Vor allem dann, wenn das Leben des Neugeborenen auf dem Spiel steht, fällt es allen Beteiligten leichter, diesen kleinen Menschen als Familienmitglied zu akzeptieren und im Falle eines Verlusts auch mittrauern zu können, wenn sie das Baby real erlebt haben. Für die Großeltern kommt hinzu, dass sie die innere Not der eigenen Kinder spüren und bemüht sind, ihren Kindern und Schwiegerkindern in dieser kritischen Lebensphase beizustehen.

Diese besondere und sehr schwierige Situation erfordert ein spezielles Krisenmanagement. Dabei ist die erweiterte Familie gefragt: Können die Großeltern sich eine Zeit lang um die älteren Geschwister kümmern? Kann der Onkel auf das Haustier aufpassen? Kann die Tante die älteren Geschwister in die Kita oder in die Schule bringen? Jede Entlastung der Eltern schafft Freiräume, in denen sie sich um das bedürftige Neugeborene kümmern können.

Und wie gehen die Väter damit um, wenn sie wieder arbeiten müssen? Auf der einen Seite führt das zu einer Doppelbelastung, denn am Arbeitsplatz wird Verlässlichkeit und Engagement erwartet. Andererseits müssen die Väter gegebenenfalls das Familienleben für ältere Geschwister organisieren und wollen ihre Frau, die Mutter, unterstützen und ihr Kind besuchen, ihm nahe sein und sich an der Betreuung beteiligen. Viele Väter sind damit überfordert und fokussieren sich auf die Zeit nach der Entlassung des Säuglings aus dem Krankenhaus, wenn die Betreuung zu Hause konzentriert wird.

Diese Stresssituation kann auch wieder zu Paarkonflikten führen oder aber das Paar noch enger zusammenschweißen. Deshalb empfehle ich Ihnen, sich auch als Elternpaar Zeit zu nehmen, um die eigenen Gefühle und Gedanken miteinander zu besprechen. Auch eine wortlose Umarmung kann Nähe schaffen. Gemeinsam durch diese Krise zu gehen, ohne sich aus den Augen zu verlieren, ist eine große zusätzliche Herausforderung, die auch von Fachleuten positiv begleitet werden kann.

Der direkte Kontakt zwischen Mutter und Kind steht im Mittelpunkt der perinatalen Betreuung. In der Regel können auch Mütter nach operativen Entbindungen (gegebenenfalls im Rollstuhl) auf die Neonatologie gebracht werden. Nur wenn Perinatalzentrum und Geburtsort nicht auf einem Klinikgelände liegen und das Kind zum Beispiel mit dem Hubschrauber in eine größere Stadt mit entsprechenden Versorgungseinrichtungen verlegt werden musste, kann es einige Tage dauern, bis der Erstkontakt möglich ist. Wir Menschen sind jedoch kognitiv in der Lage, diesen Bindungsabbruch zu kompensieren und das Kind trotzdem anzunehmen und den Erstkontakt nachzuholen.

Manchmal kann es wichtig sein, die Wahrnehmung für die besonderen Signale seines Kindes zu sensibilisieren. Zum Beispiel sind für Frühgeborene großflächige Berührungen mit der ganzen Hand besser als kleine mit den Fingerspitzen. Die eigenen Finger können in die kleine Hand gelegt werden, der Kopf kann gehalten werden und die andere Hand der Mutter kann die Füße umfassen. Bewegungen – zum Beispiel das Umlagern des Körpers – sollten langsam, aber mit sicherem Griff erfolgen, da der unreife Körper noch nicht auf die Schwerkraft vorbereitet ist.

Neben Berührung und Hautkontakt ist das Hören für Früh- und Neugeborene ein wichtiger Wahrnehmungskanal, um die Mutter wiederzuerkennen, sich sicher zu fühlen und zu entspannen. Um eine Reizüberflutung zu vermeiden, sollten insbesondere bei Frühgeborenen die Anzeichen von Stress erkannt und beachtet werden (Zukneifen der Augen, Grimassieren, Wegdrehen und so weiter). Je routinierter die Mütter werden, je sicherer sie sich im Umgang mit ihrem Kind fühlen, umso leichter wird es ihnen fallen, sich zu arrangieren und die Belastungen eher als besondere Erlebnisse zu empfinden und auch Freude am Gedeihen ihres Kindes zu entwickeln.

Viele Mütter können durch den liebevollen Blick auf das bedürftige Kind die Apparaturen ausblenden und sich ganz auf seinen kleinen Körper konzentrieren. Dafür brauchen Mütter jedoch auch mal Abstand vom Stationsalltag. Sie sollten Zeit haben, das Klinikgelände zu verlassen, spazieren zu gehen, sich um sich selbst und ihre eigenen Bedürfnisse zu kümmern. Dadurch kann Kraft gesammelt werden, um den nächsten Tag und die kommende Zeit zu überstehen.

Die Stillbeziehung

Die Stillbeziehung ist ein verbindendes Element zwischen Mutter und Kind, umso mehr, wenn das Kind zu früh, krank oder mit Behinderung geboren worden ist.

Der Beginn der Stillbeziehung wird durch die intensivmedizinische Behandlung des Säuglings unterbrochen und das Anlegen direkt nach der Geburt ist oft nicht möglich. Dadurch fehlt die erste hormonelle Stimulation. Ambivalenzen und Fremdheitsgefühle gegenüber dem Kind sind dann normal und können in der Regel in den nächsten Tagen aufgelöst werden. Indem die Mutter etwas für ihr Kind tut, was nur sie tun kann, wird sie initiativ und wirksam. Ihre Muttermilch ist in besonderer Weise genau auf die Bedürfnisse ihres Kindes abgestimmt.

Die meisten Mütter sind dadurch hoch motiviert, sich auch auf das Abpumpen von Muttermilch einzulassen. Allerdings benötigen sie dabei eine einfühlsame Unterstützung durch Still- oder Laktationsberaterinnen, die in den bereits genannten »Babyfriendly Hospitals« oder »Babyfreundlichen Krankenhäusern«

zum Stammpersonal der Wochenstation gehören. Eine gute Begleitung beim Muttermilcheinschuss und bei der Gewöhnung an die Milchpumpe ist der wichtigste Erfolgsfaktor.

Die Stillbeziehung ist über die genau auf das eigene Kind abgestimmte stoffliche Zusammensetzung hinaus die wesentlichste Ressource für den Aufbau der Mutter-Kind-Bindung und wirkt präventiv, um spätere psychische Beeinträchtigungen zu verhindern. Gerade für Frühgeborene oder für kranke Säuglinge ist die Stärkung der Abwehrkräfte durch die Milch der eigenen Mutter sehr wichtig. Auch wenn Spendermilch gegeben werden muss, kann die Mutter so früh wie möglich in den Fütterungsprozess einbezogen werden. Und wenn die Babys noch nicht in der Lage sind zu saugen, können sie mit einem Becherchen, einer Spritze oder Pipette gefüttert werden.

Das Abpumpen von Muttermilch ist ein sehr intimer Vorgang, bei dem die Privatsphäre unbedingt gewahrt bleiben muss. Das Auslösen des Milchspendereflexes wird durch ein Foto oder Gedanken an das Kind unterstützt. Am Anfang ist es in der Regel noch nicht notwendig, größere Mengen abzupumpen, da die Kinder noch keinen großen Bedarf haben (bei kleinen Frühgeborenen etwa zwölfmal 1 Milliliter pro Tag).

Die Nahrungsaufnahme beginnt auf beiden Seiten langsam und mit Geduld. Wenn der allgemeine Gesundheitszustand der Mutter gut genug ist, sollte innerhalb der ersten vier bis sechs Stunden nach der Entbindung mit dem Abpumpen begonnen und rund um die Uhr in einem Rhythmus von etwa vier Stunden fortgefahren werden. Gerade Erstgebärende brauchen einfühlsame Unterstützung, da sie einen Teil ihres Körpers von einer völlig neuen Seite kennenlernen. Mütter können auch mit Milchstau, Schmerzen und Entzündungen konfrontiert werden und brauchen Ermutigung und die Vermittlung von Behandlungsansätzen wie Quarkwickel und Ausstreichen der Milchdrüsen.

Zwillingsgeburten: Zusätzliche Herausforderungen

Wenn Zwillinge geboren werden, sind die Herausforderungen noch größer. Die Betreuung von zwei Frühgeborenen oder besonders pflegebedürftigen Neugeborenen erfordert in den ersten Lebenswochen und Monaten noch mehr Unterstützung.

Jedes der Kinder individuell wahrzunehmen, kann auch bedeuten, dass die beiden in einem unterschiedlichen Gesundheitszustand sind. Manchmal hat tatsächlich einer der beiden Zwillinge im Uterus eine schlechtere Versorgung erhalten, woran niemand schuld ist, was aber auch zu einer größeren Sorge um eines der Kinder führt.

Wenn möglich profitieren die Frühgeborenen von der gemeinsamen Unterbringung in einem Inkubator, da sie nicht nur die gemeinsame Umgebung in der Gebärmutter, sondern auch einander vermissen. Wie bereits beschrieben, berühren sie sich während der Schwangerschaft und es sind erste Interaktionen zu beobachten.

Es gibt viele Fallberichte, die zeigen, dass sich der Zustand der Frühchen verbessern kann, wenn die Zwillinge gemeinsam versorgt werden. Dazu gehört auch das gemeinsame »Kängurun«, zum Beispiel auf der Brust von Mutter oder Vater. Später kann darüber hinaus das Tandemstillen geübt werden, auch um die Summe der Stillzeiten zu reduzieren.

Die Bedürfnisse von zwei Neugeborenen zu befriedigen, insbesondere wenn eines oder beide krank sind, kann unerfahrene Eltern überfordern, weshalb in solchen Fällen eine zusätzliche Unterstützung durch das Pflegepersonal notwendig ist, bis die Eltern gelernt haben, damit umzugehen. Und Zwillinge können die Abwesenheit der Mutter auch besser verkraften, wenn sie sich gegenseitig spüren.

Vom Schock bis zur Akzeptanz

Eine Behinderung des Kindes – angeboren oder durch Mangelzustände während Schwangerschaft und Geburt verursacht – versetzt die Eltern in einen anstrengenden Prozess vom Schock bis zur Akzeptanz, der einfühlsam begleitet werden muss. Um die Abwehrmechanismen der Eltern zu überwinden, bedarf es vieler Gespräche und Informationen. Dabei kann man sich an dem achtphasigen beziehungsweise dreistufigen Modell von Erika Schuchardt orientieren, das die inneren Prozesse der Trauer respektive einer solchen Übergangskrise gut beschreibt (Christ-Steckhan 2005):

- *Eingangsstadium (Phase 1 und 2):* Ungewissheit und Gewissheit als primär kognitiv-reaktive, fremdgesteuerte Dimension. (*Was ist hier eigentlich los? Das muss ein Irrtum sein! Ja, aber das kann doch nicht sein.*)
- *Durchgangsstadium (Phase 3 bis 5):* Aggression, Verhandlung, Depression als primär emotionale, ungesteuerte Dimension. (*Warum gerade wir? Wenn …, dann muss aber …! Wozu? Alles ist sinnlos!*)
- *Zielstadium (Phase 6 bis 8):* Annahme, Aktivität und Solidarität als primär reflexiv-aktionale, selbstgesteuerte Dimension. (*Ich erkenne jetzt erst …! Ich tue das! Wir handeln!*)

Dieser Verarbeitungsprozess von der Diagnoseeröffnung über die Unsicherheiten der Prognose und des Verlaufs bis hin zur Bewältigung der Krise und ehrlichen Akzeptanz der Realität einschließlich einer völlig veränderten Lebensperspektive überlagert die Versorgung und Pflege des neugeborenen, möglicherweise zusätzlich erkrankten Kindes. Dafür brauchen Eltern Zeit.

Dieser Prozess dauert noch lange, Rückschläge und Hoffnungszeichen wechseln sich ab und es kann Jahre dauern, bis die Eltern ihr Kind tatsächlich so annehmen können, wie es ist. Optimistisch kann stimmen, dass die meisten Eltern ihre Kinder mit Behinderung genauso lieben wie alle anderen und das Leben mit ihnen auch als Bereicherung empfinden. Zudem macht es einen individuellen Unterschied, ob es sich um eine genetische Behinderung wie Trisomie 21 (Down-Syndrom) handelt, ob Fehlbildungen wie Kiefer- und Gaumenspalten diagnostiziert wurden oder ob zum Beispiel eine Herzerkrankung vorliegt.

Vor dem Übergang in die ambulante Situation ist auch zu überlegen, wie die Behinderung in der Familie und im sozialen Umfeld kommuniziert werden kann. Besonders wichtig ist es wie gesagt, den anderen Geschwistern die Behinderung zu erklären. Kinder können durch ihre Unbefangenheit schnell lernen, mit der Besonderheit des neuen Geschwisterchens umzugehen. Aber auch die Großeltern und andere Verwandte müssen mitgenommen werden. Dabei ist es natürlich, dass auch negative Gefühle aufkommen, die die erweiterte Familie gemeinsam tragen kann.

Wenn die Eltern durch ambulante Pflege oder Folgeoperationen für längere Zeit in die Betreuung des bedürftigen Kindes eingebunden sind, ordnen sich die Betreuungsverhältnisse neu, was für alle Beteiligten auch emotional schmerzhaft bleiben kann. Insbesondere wenn das soziale Umfeld und die Gesellschaft suggerieren, dass »man heute keine behinderten Kinder mehr austragen muss«, wird das Leid der Familie durch dieses Unverständnis verstärkt. Hier können Selbsthilfegruppen und Betroffenen-Netzwerke helfen, sich nicht allein zu fühlen und praktische Erfahrungen auszutauschen. Darüber hinaus bleiben Institutionen oft eine wichtige Stütze – zum Beispiel durch Familienfreizeiten und Rehabilitationskuren.

Schwere Entscheidungen

Leider gehört es auch zum Leben auf der Intensivstation, dass Entscheidungen über das Aussetzen und/oder Abschalten lebenserhaltender Geräte getroffen werden müssen. Die emotionalen Höhen und Tiefen, die Eltern bei einer Verbesserung oder Verschlechterung des Gesundheitszustands ihres Kindes erleben, sind über einen längeren Zeitraum schwer zu ertragen. Einmal mehr ist ein sensibler Umgang des medizinischen Personals hierbei ebenso wichtig wie psychologische oder seelsorgerische Beratung.

Die Entscheidung der Angehörigen über Leben und Tod ist in jedem Altersfenster eine existenzielle Krise. Wenn Lebensbeginn und (möglicher) Tod zusammenfallen, sind die inneren Konflikte der Eltern kaum vorstellbar. Der Verlust eines Kindes ist immer das Schlimmste, womit Mütter und Väter konfrontiert werden können. Wenn sie aber selbst die Entscheidung treffen müssen, die Hoffnung endgültig zu begraben, ist das eine psychische Grenzüberschreitung. Dennoch lässt sich der begleitete Tod eines unheilbar kranken Kindes manchmal nicht vermeiden.

Grundsätzlich gilt für jeden Todesfall in der peri- und postnatalen Phase, dass diese Erfahrung immer eine Krisenintervention und psychotherapeutische Begleitung und Behandlung der Eltern erfordert, da sich die Trauerprozesse nach solchen traumatischen Erlebnissen sonst negativ auf Folgeschwangerschaften und das gesamte Familiensystem auswirken können.

Das »Whose Baby Syndrome«

Durch den oft täglichen Aufenthalt in der Klinik oder auch die Möglichkeit, im Elternzimmer zu übernachten, wird die Station den Müttern beziehungsweise den Eltern mit der Zeit so vertraut, dass sie sich selbst unter diesen Umständen einleben und wohlfühlen können. Dazu tragen auch die emotionalen Beziehungen zum Pflegepersonal bei.

Wenn möglich, wird dem einzelnen Kind auch eine bestimmte Pflegekraft zugeteilt, die das Kind gut kennenlernt und zur Vertrauensperson der Eltern werden kann. Im Idealfall sind die Betreuenden auch so qualifiziert, dass sie sich nicht als bessere Bezugspersonen sehen und die Eltern nicht als störend empfunden werden. Dieses »Whose Baby Syndrome« genannte Phänomen hat der Psychoanalytiker W. Ernest Freud im letzten Jahrhundert beobachtet und beschrieben, wobei die Pflegeperson in Konkurrenz zu den Eltern tritt und sich selbst so sehr an das zu betreuende Kind bindet, dass eine professionelle Distanz nicht mehr möglich ist. Beschrieben wurden Symptome wie Widerstand gegen Veränderung, Konkurrenz, Macht- und Besitzanspruchskämpfe, die auch heute noch in solchen Situationen auftreten können. Diese Dynamiken führen möglicherweise zu Spannungen und Störungen in der Beziehung und Interaktion zwischen der Pflegeperson und den Eltern.

Dennoch werden solche Verwirrungen in den intensivmedizinischen Teams heute eher bemerkt, gesehen und verhindert. Dies gelingt auch durch ein elternzentriertes Behandlungsmodell auf der Perinatalstation. Wünschenswert ist dabei, dass die folgenden grundsätzlichen Leitlinien beachtet werden:

- Die Eltern haben das Recht, über alle Interventionen und Behandlungsansätze so informiert zu werden, dass sie diese verstehen und in Kenntnis der Sachlage zustimmen können *(informed consent)*. Darüber hinaus sollen sie ermutigt werden, sich so früh wie möglich aktiv an der Betreuung und Pflege ihres Kindes zu beteiligen. Dafür brauchen sie eine entsprechende Anleitung.

- Die Kinder haben das Recht, vor unnötigen medizinischen Behandlungen und Untersuchungen geschützt zu werden. Sie müssen in einer Umgebung untergebracht werden, die ihrem Zustand angemessen und ihrer Genesung förderlich ist.

Die Zeit nach der Neonatologie

Viele therapeutische Ansätze (siehe die Übersicht) helfen den Eltern, ihr Baby zu verstehen, seine Entwicklung zu fördern und Wege zu finden, angemessen auf seine Bedürfnisse zu reagieren. Dabei ist es mir wichtig zu betonen, dass Mütter und Väter nie alles richtig machen können. Es war schon kurz die Rede davon: Wenn das Signal des Kindes nicht wahrgenommen oder nicht verstanden wird oder aus anderen Gründen nicht konsequent, angemessen und prompt reagiert werden kann, dann ist das nicht schlimm – in zwei von drei Fällen! Das heißt im Umkehrschluss: Wenn es gelingt, auf ein Drittel der Signale zu reagieren, dann kann ein Kind psychisch gesund aufwachsen.

Unter folgenden Stichworten können Sie nach möglichen therapeutischen Angeboten beispielsweise im Internet suchen:

- teilnehmende Säuglingsbeobachtung nach Esther Bick,
- emotionelle erste Hilfe nach Thomas Harms (genauer im nächsten Kapitel),
- entwicklungsbezogene stützende und anleitende Therapien (Psychoedukation),

- entwicklungspsychologische Beratung,
- aufsuchende Eltern-Kind-Intensivtherapien,
- Mutter-Baby-Psychotherapie (Selma Fraiberg und andere),
- videogestützte Interaktionsbeobachtung (zum Beispiel Marte Meo nach Maria Aarts),
- sensomotorische Integration (vor allem körperorientiertes Arbeiten am Kind und Anleitung für die Eltern),
- alle Formen von Babymassagen (unter anderem die Schmetterlingsmassage nach Eva Reich).

Das Ganze ist ein Lernprozess, denn erstens ist jedes Kind in seinem Temperament und seiner Persönlichkeit anders und zweitens reagieren Eltern unterschiedlich auf Stress. Außerdem verläuft keine Entwicklung linear, es gibt immer wieder Brüche und Krisen, an denen alle wachsen können.

Abschließend möchte ich eine nützliche Selbsthilfestrategie nach dramatischen Geburten und Störungen im normalen Entwicklungsverlauf skizzieren: den bereits erwähnten *Wickeltischdialog*. Ziel ist es, sich die Methode der verstehenden Säuglingsbeobachtung anzueignen und die Erfahrungen aus den Babytherapien zu nutzen, in denen der Säugling als kompetentes Wesen gesehen und ernst genommen wird.

Dabei kann mit einfachen Beschreibungen des Beobachteten begonnen werden: »Wohin gleitet der Blick, welche Gliedmaßen bewegen sich wie, wo sind Verspannungen zu sehen, wann und wie entspannt sich der Körper?« Auch handlungsbegleitendes Sprechen kann eingesetzt werden: »Ich schaue auf deinen Bauch, wie er sich dehnt. Ich lege beide Hände um deinen Kopf und spüre, wie du dich hineinfallen lässt. Du schließt die Augen, wenn ich dich anhauche. Wenn ich die Zunge herausstrecke, versuchst du, es mir nachzumachen.«

Dann können auch die Erlebnisse besprochen werden: »Als dein Kopf in meinem Becken nicht mehr vorwärtskam, wusstest du sicher nicht, wie es weitergehen sollte. Du hast gespürt, dass immer weniger Sauerstoff und Energie zu dir durchkamen. Wir haben das von außen bemerkt und beschlossen, dir zu helfen. Weißt du noch, wie ich herumgelaufen bin und dabei das Becken gekreist habe? Dann ging es dir eine kurze Zeit lang wieder besser. Aber ich war so erschöpft, dass ich mich wieder hinlegen musste. Die Wehen, die uns beide drückten, wurden immer heftiger, ohne dass du vorankamst. Obwohl du eigentlich darauf vorbereitet warst, dich durch den Geburtskanal zu winden, hast du plötzlich gespürt, wie dich kalte Gummihände herauszogen. Du wusstest gar nicht, wie dir geschah. Zuerst warst du so gelähmt, dass du nicht atmen konntest; dann half ein heftiges Rubbeln an deinem Körper. Nur kurz konntest du meine warme Brust spüren. Gerade als du dich fallen lassen wolltest und deine Augen sich öffneten, warst du weg und ich sah dich auch nicht mehr …«

Dazwischen kann es zu Äußerungen des Babys kommen, die ebenfalls verbalisiert werden: »Oh, wenn du das hörst, möchtest du dich wegdrehen.« Mit eigenen Worten kann die Mutter, aber auch der Vater, die Erlebnisse auf der Neonatologie bildlich beschreiben – so detailliert wie möglich und immer mit Blick auf die guten Momente und schönen Situationen. Aber auch negative Erlebnisse dürfen benannt werden. Diese Geschichten können immer wieder neu erzählt werden, immer wieder wird es neue Beobachtungen geben.

Diese Wickeltischdialoge sind echte Dialoge, da das Baby in der Regel darauf reagiert. Wenn es deutlich macht, dass es nicht mehr zuhören will, indem es sich abwendet oder die Augen schließt, sollte es eine Pause bekommen. Bald wird sich das richtige Maß für die individuelle Aufmerksamkeitsspanne finden, die sich im Laufe der Zeit auch ändern kann.

Der positive Effekt dieser feinfühligen Zuwendung zeigt sich auf mehreren Ebenen. Zum einen werden die Eltern immer besser in der Lage sein, auch die kleinsten Signale ihres Babys zu verstehen. Zum anderen ist diese empathische Einfühlung – auch wenn der Säugling die Bedeutung der Worte noch nicht versteht – die Grundlage für ein tiefes Einfühlen in die Erlebniswelt des Kindes. Diese Mentalisierung, das Hineinversetzen in die emotionalen Zustände, Handlungsabsichten und Bedürfnisse anderer, mündet in das, was in der Psychologie »Spiegelung« genannt wird. Der Gesichtsausdruck der Bezugsperson nimmt das wahrgenommene Gefühl des Säuglings auf, benennt es und hilft dem Kind so, seine eigenen Gefühle zunehmend wahrzunehmen und einzuordnen.

Die Mimik übertreibt meist die Intensität des Gefühls, macht aber gleichzeitig deutlich, dass es nicht das eigene ist. Daraus entwickelt sich die Objektbeziehung des Kindes zu seinen Bezugspersonen. Wie geht es dem Baby? Wie teilt es sich mit? Wie wird es verstanden? Dieses Halt gebende Verstehen kann tatsächlich helfen, schwierige Geburtssituationen und belastende Krankenhausaufenthalte zu reflektieren und zu verarbeiten – für alle Beteiligten.

Neonatologische Stationen sind heute bestrebt, die medizinischen Standards für die Behandlung von unreif oder krank geborenen Säuglingen einzuhalten. Dazu gehören möglichst abgedunkelte Frühgeborenen-Inkubatoren, Wärmebettchen, geräuscharme Geräte und die Berücksichtigung der Bedürfnisse von Eltern und Familien (Marcovich und de Jong 2008).

Auf einer familienorientierten neonatologischen Station werden die Eltern intensiv in die Pflege ihres Babys einbezogen. Sie werden bei der Bewältigung der Ausnahmesituation unterstützt. Sie erhalten konkrete Informationen und psychosoziale Unterstützung. Die Väter sind ebenso betroffen und dürfen nicht aus dem Blickfeld geraten, auch wenn die Mütter ihren Kindern meist viel näher stehen. Auch für die Geschwister ist es sehr wichtig, das frühgeborene oder kranke Baby kennenzulernen.

Eine wertvolle Unterstützung bei der Bewältigung dieser kritischen Lebensphase für die Eltern sind Angebote für Gespräche, in denen sich Zeit genommen wird, alle Gedanken und Gefühle der Mütter und Väter ernst zu nehmen und einfühlsam zuzuhören – einschließlich einer Geburtsnachbesprechung, die nicht nur den medizinischen, sondern auch den psychologischen Aspekten Raum gibt.

Ein aktiviertes und gut organisiertes soziales Netzwerk ist notwendig, um die Zeit dieses emotional belastenden Lebensereignisses zu erleichtern. In der ambulanten Nachbetreuung spielen verschiedene therapeutische Angebote eine Rolle. Neben der Physiotherapie besteht häufig auch ein Bedarf an entwicklungspsychologischer Beratung und Baby-Mutter-Therapie, um zu verhindern, dass die Mutter-Kind-Bindung dauerhaft beeinträchtigt bleibt.

Bonding und Bindungsförderung

Aus dem vorgeburtlichen Lebensraum kommt das Neugeborene bereits voller Eindrücke aus dem eigenen Körper und der körperlichen und seelischen Welt der Mutter, hat Freude und Geborgenheit, sicher auch mehr oder weniger Angst und Ablehnung erfahren und erwartet nun, sich an der Brust der Mutter angenommen und willkommen zu fühlen. Dazu muss es in den ersten Minuten seine Sauerstoffversorgung komplett umstellen. Idealerweise wird dies durch eine späte Abnabelung unterstützt.

Nach der Geburt und dem ersten Blickkontakt entwickelt das Neugeborene einen Saugreflex, der es die Brustwarze suchen lässt, um das wertvolle Kolostrum (Vormilch) aufzunehmen, das die Erstbesiedelung seines Magen-Darm-Trakts bestimmt und viele andere wichtige Stoffe enthält, die das Baby für die ersten Stunden und Tage bis zum Einsetzen der Muttermilch benötigt. Säuglinge sind instinktiv so gut darauf eingestellt, dass sie die Brust auch ohne Hilfe der Mutter finden würden. Der Temperaturunterschied von knapp zwei Grad zwischen den relativ kühlen Lippen des Kindes und der wärmeren Brustwarze leitet das Neugeborene.

Mit der Teilnahme an der Geburtsarbeit bei einer natürlichen Geburt und der Fähigkeit, sich Nahrung zu suchen, beginnt das Kind, dahingehend Vertrauen zu entwickeln, dass es etwas bewirken kann. Jede weitere Erfahrung der Bedürfnisbefriedigung stärkt dieses Urvertrauen. Wenn das Baby ein Signal sendet, dieses verstanden und beantwortet wird, kann es sich an die Mutter binden.

Die erste Begegnung nach der Geburt ist besonders wichtig, da sich das Kind in einem erwartungsvollen Wachzustand befindet und die Mutter von Endorphinen, Oxytocin und Prolaktin überflutet ist. Die moderne Geburtshilfe weiß um die Bedeutung des Bondings nach der Geburt und lässt dem Kind (oft auch gemeinsam mit dem Vater) Raum für den ungestörten Kontakt zur Mutter.

Wenn das Kind gute Apgar-Werte hat, die die Hebamme mit bloßem Auge zu beurteilen vermag, kann mit weiteren Untersuchungen und Vermessungen des Säuglings gewartet werden. (Der Apgar-Score dient der Beurteilung der Anpassung eines Neugeborenen an das Leben außerhalb der Gebärmutter.)

Die Geburt führt zur existenziell notwendigen Bindung an die Mutter, die Geburtshelferin ist also (Ent-)Bindungshelferin. Das Band der Nabelschnur wird durchtrennt, wenn sie auspulsiert ist. Der erste Schritt zur Autonomie ist getan. Nun braucht der Mensch emotionale Bindungen, dies ist ein zentrales Grundbedürfnis und Grundmotivation des Menschen im Leben, um sich eingebunden und zugehörig zu fühlen.

Wenn Schwangerschaft und Geburt schwierig waren, ist die erste Zeit nach der Geburt umso wichtiger, da die Zufriedenheit mit der Geburt mit einem gelungenen Bonding und einem bedürfnisgerechten Stillen korreliert. Bindung ist immer ein wechselseitiger Interaktionsprozess und keine Persönlichkeitseigenschaft. Erst eine sichere Bindung ermöglicht es dem Kind, sich auf andere Reize in der Umwelt einzulassen, da es sich ausprobieren und jederzeit zur Bindungsperson zurückkehren darf, wo es sich nach diesen Autonomiebewegungen wieder sicher fühlen kann (sichere Basis). Dieses Wechselspiel zwischen Exploration (Welterkundung) und Bindung ermöglicht dem Kind Lernen und Entwicklung. Dafür ist es nie zu spät, aber je später die Bindung stattfindet, desto größer sind die Einschränkungen. Ein Neugeborenes, das keine Bindung entwickeln kann, wird sogar sterben, wie grausame Experimente mit Waisenkindern gezeigt haben.

Bindung wird seit den 1950er-Jahren erforscht. Pioniere waren der britische Psychiater John Bowlby und die amerikanisch-kanadische Entwicklungspsychologin Mary Ainsworth. Bindung ist in der Psychologie, in der Pädagogik und in vielen Erziehungsratgebern und Erziehungsstilen allgegenwärtig. Manchmal wird die Terminologie jedoch vermischt wahrgenommen. Deshalb gebe ich hier zunächst eine theoretische Erklärung.

Bindungsmuster entwickelt das Kind jeweils zu seinen Bindungspersonen, es kann sowohl eine sichere Bindung zeigen als auch unsichere Bindungsmuster zu einzelnen Personen entwickeln. Daraus bildet sich sein inneres Arbeitsmodell, welche Erwartungen es an die jeweiligen Personen stellen kann. Alle weiteren Bindungen im Leben werden davon beeinflusst. Das Kind bildet also Bindungsrepräsentationen aus, die als Summe seiner Bindungsmuster verstanden werden können.

Echte Bindungsstörungen sind seltene psychopathologische Erkrankungen, die in »reaktive Bindungsstörung« und »Störung mit enthemmtem sozialem Engagement« unterschieden werden und einer psychotherapeutischen Behandlung bedürfen. Daneben gibt es neurologisch mitbedingte Entwicklungsstörungen wie ADS oder ADHS, die gehäuft bei Frühgeburtlichkeit, Schadstoffbelastungen in der Schwangerschaft und aversiven psychosozialen Bedingungen auftreten. Viele psychische Störungen hängen mit Bindungstraumata in der frühen Kindheit zusammen, auch wenn sie oft nicht damit in Verbindung gebracht werden.

Bindungsmuster

Es gibt im Wesentlichen vier Haupttypen von Bindungsmustern: sicher, unsicher-vermeidend, unsicher-ambivalent und desorganisiert. Kinder mit einer *sicheren Bindung* fühlen sich wohl in der Nähe ihrer Bezugspersonen und suchen bei Bedarf aktiv Trost und Unterstützung. Kinder mit *unsicher-vermeidender Bindung* zeigen oft wenig emotionale Nähe zu ihren Bezugspersonen und vermeiden es, bei Bedarf Trost zu suchen. Kinder mit *unsicher-ambivalenter Bindung* entwickeln widersprüchliche Verhaltensweisen gegenüber ihren Bezugspersonen. Sie suchen einerseits Nähe und Trost, sind aber gleichzeitig wütend oder schwer zu trösten. Kinder mit *desorganisierter Bindung* zeigen ein verwirrend-unvorhersehbares Verhalten gegenüber ihren Bezugspersonen. Letztere entsteht durch inadäquates Elternverhalten und ist eine starke Bindungsbeeinträchtigung.

Bindungsqualitäten, Bindungsstile oder Bindungsmuster sind dynamisch veränderbar und lassen sich am Verhalten des Kindes auf die Reaktionen der Bindungspersonen beobachten. Zwei Drittel aller Kinder bauen sichere Bindungen auf, die eine gesunde seelische Entwicklung ermöglichen, ein Drittel wird in unsicher-vermeidend, unsicher-ambivalent und desorganisiert unterteilt. Jede sichere Bindung – auch die zur Großmutter, zu einem Geschwisterkind oder zur Bezugserzieherin in der Kita – kann sich positiv auf andere Bindungsstile auswirken und zu einem Schutzfaktor werden.

Resilienz und Empathiefähigkeit sind an mehrere Bindungspersonen gebunden, ohne Bindung an mindestens eine Bezugsperson kann die psychische Entwicklung eines Kindes verkümmern. Je früher eine befriedigende Bindungsentwicklung verhindert oder gestört wird, desto gravierender sind die Folgen im Lebensverlauf und desto schwieriger ist die Heilung.

Aus der Wechselseitigkeit von Bindungssignalen und adäquaten Antworten entwickelt sich ein Bindungsstil zur primären Bezugsperson, der durch Bindungsmuster zu anderen Personen im Umfeld, mit denen der Säugling regelmäßig Kontakt hat, erweitert wird.

Im relativ jungen Forschungsfeld »Infant Mental Health« werden Strategien entwickelt, um Eltern zu helfen, ihre Feinfühligkeit zu stärken und damit die Qualität der Bindung zu ihrem Kind zu verbessern. Denn in den meisten Fällen reagieren die Eltern nicht aus niederen Motiven inadäquat, sondern aufgrund eigener Mangelerfahrungen und (nicht) verfügbarer Möglichkeiten. Denn jede unsichere Bindungserfahrung frustriert und verletzt die überlebenswichtige Bindungssuche, die Versorgung und Schutz, aber auch Autonomie gewährleistet. Ein normales Maß an Ambivalenz kennzeichnet jedoch auch sichere Bindungen, da ein Bedürfnis nicht immer sofort befriedigt werden kann. Wenn es dem Kind gelingt, die schlechten und guten Anteile des mütterlichen Objekts zu integrieren, können Frustrationstoleranz und die Fähigkeit zum Bedürfnisaufschub entstehen. Eine gute Ergänzung dazu kann die Qualität der Vater-Kind-Bindung sein, die als ein eigenständiges Bindungsangebot zu verstehen ist.

Bindung nachholen

Wie schon angedeutet, kann der Mensch, wenn Bonding aus welchem Grund auch immer nicht zugelassen werden kann, weil Mutter oder Kind dazu nicht in der Lage sind, dennoch später eine Bindung entwickeln. Als soziale Wesen sind alle Beteiligten bestrebt, Bindung entstehen zu lassen. Nach einer notfallbedingten Unterbrechung des Kontakts nach der Geburt geht es daher nicht nur um eine gute medizinische Versorgung des Neugeborenen, sondern in jedem Fall um die Förderung der Bindung – in erster Linie an die Mutter. Rechtzeitige Besuche mit liebevollen Berührungen und Kontakten helfen dem kranken Säugling, sich zu erholen und seine Vitalfunktionen zu stärken. Sehr kleine Frühgeborene profitieren besonders vom Hautkontakt, da sie noch sehr unreif sind und der vertraute Herzschlag und die Körperwärme ihnen dabei helfen, in der extrauterinen Welt anzukommen.

Glücklicherweise hat die Neonatologie in den meisten Perinatalzentren eine sanfte, minimalinvasive und sensibel auf die Beeinträchtigung der Sinnesorgane eingehende Pflege eingeführt. Wie bereits erwähnt, sind die Inkubatoren in der Regel abgedunkelt, laute Geräusche werden vermieden, die Kinder werden in Kissen, Felle oder Tücher gehüllt, manchmal erklingt beruhigende Musik oder es sind Herztöne zu hören. All dies soll die Bedingungen in der Gebärmutter weitgehend simulieren.

Das Wichtigste ist und bleibt aber der körperliche Hautkontakt mit der Mutter, dem Vater oder bei Bedarf auch mit anderen Personen. Dieses »Kängurun« stärkt den Bindungsaufbau zusätzlich, denn gerade kranke Kinder brauchen dies besonders, um sich in der fremden Welt der Intensivmedizin ein wenig geborgen zu fühlen.

Nach schwierigen Geburten sind alle Maßnahmen, die den Bindungsaufbau unterstützen, von besonderer Bedeutung. Die Eltern sollten darüber informiert werden – wenn sie es nicht ohnehin einfordern. Dazu benötigen Mütter und Väter auch verlässliche Ansprechpartner*innen und einen Raum für ihre eigenen Ängste und vielleicht auch widersprüchlichen Emotionen. Das bedeutet einerseits kommunikativ geschultes Personal auf der Wochenstation in der Klinik, aber auch Unterstützung aus dem persönlichen Umfeld:

- Ärzt*innen und Pflegepersonal brauchen Zeit, um die Eltern zu informieren und aufzuklären. Die Eltern sollten alle offenen Fragen ehrlich und einfühlsam beantwortet bekommen.
- Die Mutter braucht Unterstützung bei der Rückbildung und beim Stillen/Abpumpen durch eine Hebamme oder qualifiziertes Pflegepersonal. Möglicherweise braucht sie auch eine weitere medizinische Betreuung und Hilfe im Umgang mit einem oder mehreren schwierigen Babys.
- Der Vater und die Geschwister brauchen praktische Hilfe bei der Organisation ihres Lebens. Sie brauchen auch Zeit, um das Baby kennenzulernen.
- Jedes Familienmitglied braucht emotionale Unterstützung, da jeder Mensch mit belastenden Situationen anders umgeht. Ge-

sprächspartner*innen können Großeltern, Freund*innen und professionelle Ansprechpartner*innen sein.

Noch nicht alle Geburtsstationen verfügen über psychologisch geschultes Personal. Auch Schwangerschafts- und Erziehungsberatungsstellen, Seelsorge, Selbsthilfegruppen, Freunde des Vaters und Freundinnen der Mutter können helfen, das Erlebte zu besprechen und zu verarbeiten. Jede psychische Stabilisierung hilft den Eltern, Bindung zu ihrem Kind zu entwickeln.

Wie gesagt: Auch unter schwierigen Bedingungen während der Schwangerschaft kann Bindung nachgeholt werden. Das Entwicklungsfenster für den Aufbau einer sicheren Bindung ist nicht sofort geschlossen. Auch wenn das Urvertrauen in den ersten Lebenswochen nicht aufgebaut werden konnte, kann es nachreifen. Das Vertrauen in eine fürsorgliche und bedürfnisbefriedigende Umwelt ist die Grundlage der emotionalen Entwicklung. Je älter ein Kind wird, desto mehr kann dieses Vertrauen auch dann in Anspruch genommen werden, wenn nicht immer und sofort gehandelt wird. Bedürfnisse aufschieben zu lernen, ist eine wichtige Voraussetzung für soziale Kompetenz, denn andere Menschen – auch die Eltern – haben eigene Bedürfnisse, die manchmal im Widerspruch zu den eigenen stehen. Warten zu können hängt auch von der Entwicklung der Objektkonstanz (zur Erinnerung: das Wissen darüber, dass Personen oder Objekte weiterexistieren, auch wenn sie sich außerhalb des Wahrnehmungsfelds befinden) ab.

»Ungewollte« und Trennungskinder

Ein Neugeborenes kann bereits in einem hohen Spannungszustand auf die Welt kommen, wenn es ein sogenanntes ungewolltes Kind ist. Die Mutter hat es abgelehnt und es hat vielleicht Vernachlässigung und Lieblosigkeit erlebt. Dies in ein Willkommen umzuwandeln, kann der Schwangeren gelingen, wenn sie sich diesem Kind vor oder nach der Geburt zu öffnen vermag.

Kann diese emotionale Bindung nicht geheilt werden, ist es doch das Leben, das diese Schwangerschaft aufrechterhalten hat: Der Überlebenswille des Kindes war stark genug. Die innere Leere, die durch die Unerwünschtheit entstehen kann, mag dann später aus dieser Quelle gefüllt werden.

Trennen sich die Eltern vor der Geburt, ist zumindest die Bindung zum leiblichen Vater gefährdet. Aber auch die Schwangere kann dadurch so stark belastet werden, dass die Bindung zum ungeborenen Kind gefährdet ist. Hier wäre es wichtig, beispielsweise durch positive Affirmationen einen Raum für eine gelingende Bindung innerhalb der Grenzen des Möglichen zu schaffen.

Der biologische Vater kann dem Kind nicht »entzogen« werden. Ein sozialer Vater, der am Aufwachsen des Kindes teilnimmt, kann eine sichere Bindung aufbauen und dem Kind zur Triangulierung funktional zur Verfügung stehen. Er kann jedoch niemals die leibliche Herkunft ersetzen, weshalb das Kind – wiederum so früh wie möglich – über seine Herkunft informiert werden sollte.

Trennung in der Schwangerschaft oder den ersten Lebensmonaten ist eine dramatische Situation für alle Beteiligten. Für die Zukunft des Kindes sollte diesem Mann/Vater ein Platz in dessen Leben ermöglicht werden. Wenn ein Kind mit einer Lebenslüge aufwächst, spürt es dies und wird umso heftiger seelisch irritiert, je später es darüber aufgeklärt wird. Auch wenn der »Erzeuger« keine reale Bindung zum Kind hat, wird der erlaubte innere Bindungsraum dringend benötigt. Innere Leere und Blockaden können aufgelöst werden, wenn neben den existierenden Bindungspersonen auch mentale Bindungen verinnerlicht werden können.

Beeinträchtigungen durch Medikamente

Da bei mehr als zwei Dritteln aller Geburten in Deutschland Schmerz- und Narkosemittel verabreicht werden, muss auch die Beeinträchtigung der Bindungsfähigkeit durch ein Anästhesietrauma diskutiert werden. Ein relativ hoher Anteil der Narkosemittel gelangt in den Körper des Kindes. Dieser Narkoseschock beeinträchtigt die Bindung nach der Geburt, da der natürliche Wachzustand des Säuglings in den ersten Stunden nach der Geburt gestört ist.

Die Intensität der Bindung hängt von der Qualität folgender Parameter ab: Gefühlstiefe beim Blickkontakt, gegenseitige Aufmerksamkeit und ausgedehnter Körperkontakt. Daraus entwickelt sich das wechselseitige Verstehen und bestimmt sich die Intensität der gemeinsamen Erlebnisfähigkeit. Jede aufmerksam beobachtete Wachzeit des Neugeborenen in den ersten 48 Stunden sollte genutzt werden, um diese Qualitäten der Bindungsbeziehung anzubieten.

Auch bei der Periduralanästhesie (PDA), die durch Betäubung der mütterlichen Nervenbahnen zur Schmerzlinderung beiträgt, muss davon ausgegangen werden, dass das ungeborene Kind während der Wehen kaum eine Resonanz der Mutter auf die kindlichen Signale wahrnimmt. Ein intensives und ausgedehntes Bonding kann diesen Kommunikationsfaden wieder aufnehmen. Negative Folgewirkungen können durch eine innere Akzeptanz der gemeinsamen Narkoseerfahrung, die ja auch zu einer weniger schmerzhaften Geburt beigetragen hat, abgemildert werden.

Ob Zangengeburt, Vakuumextraktion, Kaiserschnitt oder andere Komplikationen bei der Geburt, immer ist diese ein sehr individuelles Erlebnis, das analysiert, verstanden und psychisch verarbeitet werden muss. Eine sichere Bindung kann als das Wundermittel angesehen werden, das diese frühen Traumata zu heilen vermag.

Sich in die Perspektive des Kindes hineinzuversetzen und seine diesbezüglichen Signale zu verstehen und ernst zu nehmen, ist immer ein guter Weg, um spätere innerpsychische Auswirkungen zu minimieren. Psychoanalytische und bindungsorientierte Psychotherapien setzen darauf, den seelischen Schmerz und die emotionalen Verletzungen verstehbar zu machen und damit diesem Erleben Symbole oder Worte zu geben, die verhindern, dass sich diese Traumata im Unbewussten und im vorsprachlichen Gedächtnis festsetzen und von dort aus die Lebensqualität des Kindes und späteren Erwachsenen nachhaltig beeinträchtigen können.

Die Reinszenierung elterlicher Bindungserfahrungen

Aber auch die Bindungserfahrungen der Eltern können sich im Mutter-Vater-Kind-Kontakt reinszenieren und den Aufbau einer sicheren Bindung zum eigenen Kind behindern. Unbewusste Konflikte werden interaktiv mit dem Baby in Szene gesetzt.

Die unheimliche Präsenz negativ gefärbter innerer Elternobjekte bei Mutter oder Vater stellt eine generationenübergreifende Dimension früher pathologischer Beziehungsmuster dar. Insbesondere bei mütterlichen Projektionen sind die Frauen oft nicht in der Lage, eine tiefe emotionale Beziehung zu ihrem Baby aufzubauen. Es kommt zu Fantasien wie »Das Baby will mich mit seinem Schreien fertigmachen«, »Der Säugling saugt mich aus« oder »Wenn ich das Kind zärtlich an mich drücke, weicht es aus und lehnt mein Beziehungsangebot ab« und dergleichen.

Andere Personen können dies erkennen, wenn die Affekte der Mutter nicht zu den Verhaltensäußerungen des Säuglings passen – zu schwach oder zu stark sind. Das kann ein ausdrucksloses Lächeln sein oder ein Affektausbruch bei geringsten Anlässen, zum Beispiel wenn das Kind Muttermilch erbricht. Diese »Gespenster aus dem Kinderzimmer« – nach dem Konzept »Ghosts in the Nursery« der amerikanischen Psychoanalytikerin und Sozialarbeiterin Selma Fraiberg – können überwunden werden, wozu manchmal psychotherapeutische Begleitung erforderlich ist (Fraiberg 2022).

Die *Bindungspsychotherapie* konzentriert sich auf die bindungsrelevanten Themen der Eltern und gibt den bisherigen Beziehungen zu frühen Bindungspersonen einen neuen Entfaltungsraum. Bindungstraumata, die sich sonst im Kontakt mit dem Baby zeigen würden, werden im therapeutischen Kontakt aktiviert und inszeniert. Der Therapeut oder die Therapeutin nutzt die Bindungsübertragung im geschützten Rahmen, damit sich hier Angst, Wut, Enttäuschung und Hoffnung auf mehr Sicherheit entfalten können. Auf diese Weise können die noch nicht verarbeiteten Affekte von frühen Trennungserfahrungen psychisch integriert werden, was den Möglichkeitsraum für Veränderungen in den realen Beziehungen erweitert. Im Idealfall entwickelt sich eine sichere therapeutische Basis, an die im Kontakt mit dem Baby angeknüpft werden kann. Die Eltern projizieren dann weniger eigene Anteile auf ihr Kind und können Ambivalenzen oder bindungsvermeidende Haltungen reflektieren.

Immer wieder taucht in diesen Zusammenhängen das Thema »Schuld« auf. Meine Einstellung dazu ist zukunftsoptimistisch. Da ich grundsätzlich davon ausgehe, dass jede Mutter, jeder Vater sein Kind liebt und das Beste für es will, schaue ich auf die Eltern und sage mir: Sie können nicht anders, sie stoßen an ihre eigenen

Grenzen und können sich nicht feinfühliger oder funktionaler mit ihrem Kind verbinden. Sie haben etwas nicht bekommen, was sie deshalb auch nicht weitergeben können. Aber auch deren Eltern sind nicht schuld daran, denn sie haben ebenfalls ihr jeweils Bestes gegeben. (Dies gilt natürlich nicht für Fälle von Kindeswohlgefährdung, Missbrauch, Gewalt und Vernachlässigung – obwohl selbst hier Liebe zum Kind nicht völlig ausgeschlossen werden kann.) Zukunftsoptimismus bedeutet in diesem Zusammenhang, dass sich jeder Mensch mit seiner Vergangenheit und auch mit seinen (unzulänglichen) Eltern versöhnen und seine Biografie in die eigenen Hände nehmen kann, manchmal braucht es dazu psychotherapeutische Begleitung. Deshalb möchte ich Eltern, die Schwierigkeiten haben, eine sichere Bindung zu ihrem Kind aufzubauen, ermutigen, sich Hilfe zu suchen, um diese Übertragungskreisläufe zu durchbrechen.

Bindungsentwicklung ist ein Prozess, der bereits während der Schwangerschaft zwischen Mutter und Kind beginnt, durch die Qualität des Bondings unmittelbar nach der Geburt positiv beeinflusst wird und lebenslang dynamisch veränderbar ist. Für das menschliche Neugeborene ist es überlebenswichtig, eine Person zu finden, die seine Bedürfnisse versteht, richtig interpretiert und entsprechend fürsorglich handelt.
In den meisten Fällen ist diese primäre Bezugsperson die Mutter, die sowohl psychisch als auch physisch am besten auf diese Aufgabe vorbereitet ist. Werden die Bindungssignale prompt und kongruent beantwortet, kann sich eine sichere Bindung entwickeln, die wiederum als Schutzfaktor für die Bewältigung späterer psychischer Herausforderungen gilt.
Mit dem Start des Lebens außerhalb des Mutterleibs beginnt eine lebenslange Geschichte von Bindungen und Beziehungen, die

durch diese frühen Erfahrungen geprägt werden. Gestörte oder unterbrochene Bindungsbedingungen können zum Teil nachgeholt werden, sind aber für eine gesunde Entwicklung notwendig. Bonding kann nur in den ersten Stunden nach der Geburt stattfinden. Wenn dies nicht möglich (gewesen) ist, können spätere intensive Bindungsangebote – und vor allem ausgedehntes Stillen – einen Ausgleich schaffen. Diese Mangelerfahrung am Anfang des Lebens kann nicht ungeschehen gemacht werden. Wenn sie aber als solche betrachtet wird, lässt sie sich verarbeiten und heilen. Dies kann auch noch für die Eltern gelten, die selbst Mangelerfahrungen gemacht haben. Damit sie diese nicht an ihre Kinder weitergeben, besteht unter anderem die Möglichkeit einer Bindungspsychotherapie.

»Schreibabys« und frühe Regulationsstörungen

Der erste Schritt in die Welt, die Geburt als Trennungserfahrung und erster Autonomieschritt des Neugeborenen, führt das Baby aus der zirkulären Erfahrungswelt des Mutterleibs in die eher ergebnisoffene Außenwelt. Vielfältige Anpassungsprozesse sind notwendig, die durch die Erfahrung des Geburtsverlaufs überlagert werden. Sich zu trennen und sich wiederzufinden, ist eine lebenslange Aufgabe, um sich als Individuum zu fühlen, ohne in Hilflosigkeit, Panik oder Aggression zu verfallen.

Die schwangere Mutter fühlt sich körperlich und seelisch eng mit dem ungeborenen Kind verbunden, das sie wie einen Teil ihres Körpers hält und nährt und das gleichzeitig »ein Anderer«, ein Fremder ist. Tief im Unbewussten entsteht ein »phantasmatisches

Kind«, das den Blick auf das reale Kind beeinflusst. Dieses imaginierte Kind beherrscht die Vorstellungen und Tagträume vor der Geburt und prägt die Hoffnungen und Ängste der Eltern, indem ihm Eigenschaften und Fähigkeiten zugeschrieben werden. Diese Ängste und Erwartungen können das Schicksal des tatsächlichen Kindes mitbestimmen. Insbesondere in den letzten zwanzig Jahren ist die Ultraschalltechnik immer differenzierter geworden, sodass es kaum noch Eltern gibt, die nicht schon lange vor der Geburt das biologisch sichtbare Geschlecht ihres ungeborenen Kindes kennen. Dies beeinflusst natürlich auch die Konkretisierungen des imaginierten eigenen Kindes.

Leider geschieht dies zu einem beliebigen Zeitpunkt und in einer Umgebung, in der Enttäuschungen nicht immer emotional aufgefangen werden können. Das heranwachsende ungeborene Kind kann demnach Ambivalenzen ausgesetzt sein, die die pränatale Bindung beeinträchtigen. Es bietet den Eltern aber auch die Möglichkeit, sich darauf einzustellen und die Erwartungen und die Vorfreude auf die Zeit nach seiner Geburt zu prägen.

Es ist völlig legitim, sich schöne Bilder von der Dreisamkeit auszumalen. Die meisten Eltern imaginieren eher ein friedliches Baby, das viel schläft, lächelt und ihre Liebe und Zuneigung erwidert. Die Vorstellungen der Eltern stimmen aber oft nicht mit dem wirklichen Kind und seinen Verhaltensäußerungen nach der Geburt überein. Die Mutter stellt sich vor, dass sie die Bedürfnisse des Kindes versteht, dass sie stillen kann, wenn es nötig ist, dass sie mit dem Baby im Bett kuscheln kann und dass sie den Vater dabei an ihrer Seite weiß, der ebenfalls ein positives Bild von seinem Kind hat.

Der intensive emotionale Austausch nach der Geburt und die imaginierten Glücksgefühle stellen sich jedoch nicht bei allen Eltern ein. Im Idealfall macht das Baby die Erfahrung, dass es beim Gegenüber aktiv eine Reaktion auslöst und sich dadurch wirkmächtig fühlt. Doch nicht immer stehen Mutter und Brust zur Verfügung. Diese existenziellen Ängste führen dazu, dass das Baby seine angeborenen Bindungssignale aussendet, um die Kontinuität der versorgenden Umgebung aufrechtzuerhalten.

Neben dem Blickkontakt, den Suchbewegungen des Kopfes, dem Anklammern und Ausstrecken der Ärmchen, dem Glucksen und Lächeln ist das stärkste Bindungssignal das Weinen oder Schreien. Wir Menschen sind darauf programmiert, dieses Signal löst eine Stresssituation aus, die Tonhöhe der schreienden Stimme trifft uns ins Mark, initiiert eine Cortisolausschüttung und jeder Mensch – schon ab dem Alter von zwei Jahren – ist bestrebt, den eigenen Stress abzubauen und dem Baby zu helfen. Dabei spielt das Stillen in den ersten Wochen eine wichtige Rolle und vermittelt dem Kind ein Gefühl des Versorgtwerdens und Wohlbefindens. Insbesondere die gesamte Mundregion des Säuglings ist die Zone intensiver libidinöser Empfindungen und das Saugen ist nicht nur für die Ernährung wichtig, sondern auch für die Lustgewinnung und Unlustvermeidung. Wenn das Baby satt und schläfrig ist – und bei anderen Unruhezuständen –, weiß jeder, dass Wiegen, Tragen und Schaukeln den Säugling beruhigt, weil er sich dadurch an die Bewegungen in der Gebärmutter erinnert und Geborgenheit empfindet.

Es gibt sie, die unkomplizierten Neugeborenen, die sich so schnell an die neuen Bedingungen, den anderen Schlaf-Wach-Rhythmus, die vorübergehende Abwesenheit des Primärobjekts und den Wechsel der Bezugspersonen gewöhnen können. Es gibt aber auch bei jedem fünften Baby das Phänomen des unstillbaren oder exzessiven Schreiens, bei dem all das oben Beschriebene nicht funktioniert. Diese Säuglinge führen ihre Eltern in einen Teufelskreis eskalierender Erregung, der viele Familien an die Grenzen ihrer Belastbarkeit bringt.

In der Diagnostik spricht man hier von der »Dreierregel«: Wenn das Baby mindestens drei Wochen lang an mindestens drei Tagen in der Woche mindestens drei Stunden schreit, ist hier die Rede von einem »Schreikind«. Dazu werden in den Babysprechstunden und Schreikindambulanzen Protokolle geführt, die oft schon die Funktion haben, den Eltern zu zeigen, dass das Baby nicht immer schreit, sondern dass es auch andere Zeiten gibt. Dennoch kann die emotionale Belastung so groß werden, dass die Gefahr besteht, dass das Kind ein Schütteltrauma mit Todesgefahr erleidet, weil ein überreizter Elternteil das Kind hin und her schüttelt, damit es endlich aufhört zu schreien, und der Kopf, der noch nicht gut vom Hals gehalten werden kann, dabei eine Wirbelsäulenverletzung erleidet.

Im Volksmund wird das Phänomen des unstillbaren Schreiens oft noch als »Dreimonatskoliken« bezeichnet, weil die Symptome nach dem ersten Vierteljahr häufig nachlassen. Es sind jedoch – je nach Studienlage – nur 2 bis maximal 18 Prozent der betroffenen Babys echte Kolikbabys. Der unreife Verdauungstrakt und mögliche Nahrungsmittelunverträglichkeiten, die über die Muttermilch weitergegeben werden, können dann mit einfachen Mitteln behandelt werden: Bauchmassagen mit Kümmelöl, Tropfen gegen Blähungen und eine Ernährungsumstellung der Mutter. Das kann jedenfalls nicht schaden und gibt den Eltern zumindest das Gefühl, etwas tun zu können.

Folgende zusätzliche Ursachen können jedoch auch in Betracht gezogen werden:

- Das Schreien ist eine Folge von Interaktionsstörungen in der Primärdyade: Mutter und Kind finden einfach nicht zueinander und/oder die Mutter kann aufgrund ihrer eigenen psychischen Erkrankungen nicht angemessen auf das Baby reagieren.

- Der Säugling hat eine extrem niedrige Reizschwelle, die sich in einer erhöhten Irritabilität gegenüber äußeren Reizen äußert. Es kann sich aber auch um akustische oder andere Auslöser handeln, die eine frühere traumatische Erfahrung, zum Beispiel auf der Intensivstation, reaktualisieren.
- Angeborene Defizite in der Fähigkeit zur Selbstregulation, die auf ein sensibles und leicht erregbares Temperament zurückgeführt werden können.
- Störungen der Schlaf-Wach-Regulation, verursacht durch einen zu geringen Melatoninspiegel. Diese Kinder schrecken im Schlaf auf, weil sie nicht in einen tiefen, erholsamen Schlaf fallen können.
- Differenzialdiagnostisch ausgeschlossen werden sollte die »Kopfgelenk-induzierte Symmetriestörung« (KiSS-Syndrom), eine geburtsbedingte Wirbelsäulenblockade, die sehr schmerzhaft ist und physiotherapeutisch behandelt werden muss.

Alle übrigen, meist unerklärlichen Fälle werden dann als Ausdruck des normalen kindlichen Reifungsprozesses interpretiert. Betrachtet man diese Regulationsstörung jedoch aus perinatalpsychologischer Sicht, so drängen sich als Erklärung andere Ursachen auf. Ein Neugeborenes schreit auch für seine Mutter, die vielleicht unter der Geburt Gewalt erfahren hat, es schreit, weil es den seelischen Schmerz früher traumatischer Trennungserfahrungen ausdrückt. Das Schreien des Babys ist immer auch vor dem Hintergrund seiner frühen Erfahrungen zu verstehen, da ihm kaum andere Ausdrucksmöglichkeiten zur Verfügung stehen.

Auswirkungen auf die Eltern

Die Auswirkungen des unstillbaren Schreiens auf die Eltern zeigen sich in psychosozialen Risiken, in denen sich die Aktualisierung neurotischer Konflikte manifestiert. Dazu gehören Partnerschaftskonflikte, Rollenkonflikte und Konflikte mit den eigenen Eltern. Dies kann zu einer sogenannten erlernten Hilflosigkeit führen, in der sich der Traum von der perfekten Mutter auflöst, Schuldgefühle und Depressionen Raum gewinnen und sich ein verletztes Selbstwertgefühl entwickelt. (Unter »erlernter Hilflosigkeit« versteht man die infolge negativer Erfahrung entwickelte Überzeugung, die Fähigkeit zur Veränderung seiner eigenen Situation verloren zu haben und dafür selbst verantwortlich zu sein. Geprägt wurde der Terminus von den amerikanischen Psychologen Martin Seligman und Steven F. Maier.)

Die Ambivalenz führt dann auch zur Abkehr vom »Traumbaby«, Ablehnung und Angst vor Ablehnung kommen hinzu, was wiederum zu Aggressionen gegenüber dem Kind führen kann. Biologische Risiken sind Schlafmangel, chronischer Stress und damit eine abnorme Erregbarkeit, die chronische Erschöpfungszustände hervorrufen kann. Dadurch entsteht eine Hemmung der intuitiven elterlichen Kompetenz. Spielerische Interaktionen werden vermieden, Signale übersehen oder ignoriert, was zu einem verarmten, stereotypen Reaktionsrepertoire führt. Die Freude am Baby und am Muttersein geht langsam verloren. All dies kann zu einer unvorhersehbaren, inadäquaten und ineffektiven Responsivität und zu einer verzögerten Reaktion auf die Bedürfnisse des Kindes führen.

Und die Väter sind in doppelter Weise in diesen Kreislauf involviert. Denn sie haben nicht nur einen Säugling vor sich, der nicht zu beruhigen ist, sondern auch noch eine Frau am Ende ihrer Kräfte. Wenn die Väter berufstätig sind, kommen sie nach Hause, das schreiende Kind wird ihnen in die Arme gelegt und jetzt sollen sie sich darum kümmern, damit die Mutter Ruhe findet vor der Nacht, die wieder von Wachphasen unterbrochen wird. Niemand kann wirklich ruhig schlafen. Väter entwickeln dann entweder praktische Lösungsstrategien, zum Beispiel den Staubsauger neben das Babybett zu stellen oder mit dem Kind im Auto um die Häuser zu fahren, oder sie ziehen sich zunehmend von dem anspruchsvollen Säugling zurück. Dies bewirkt in (zu) vielen Fällen, dass sich ein Gefühl des Unglücklichseins einschleicht, was möglicherweise auch in einer Vernachlässigung des Kindes resultiert. In einer solchen Situation schaukeln sich die unerfüllten Bedürfnisse hoch und ein Teufelskreis entsteht, dem die jungen Eltern sich ausgeliefert fühlen.

Hier kann ein Hilfsangebot greifen, das als »Emotionelle Erste Hilfe (EEH)« bezeichnet wird. Entwickelt wurde es von dem Psychologen und Körperpsychotherapeuten Thomas Harms (Harms 2008). Die EEH greift insbesondere in einer akuten Krisensituation und soll helfen, den Teufelskreis verlorener Bindungsbereitschaft zu durchbrechen. Dabei wird nach folgenden Prinzipien gearbeitet:

- Anerkennung der krisenhaften Stresssituation aufseiten der Eltern = elternorientiert.
- Krisendynamik wird als Verlust der körperlichen Selbstwahrnehmung der Mutter/gegebenenfalls des Vaters verstanden.
- Selbstanbindung als zentrale Voraussetzung, um in einen Zustand innerer Sicherheit zurückzufinden.
- Emotionale Ansteckung des Kindes am entspannteren Gemütszustand der Eltern – Zustand hinreichender Öffnung und Zentrierung durch entspannende Atemübungen.

Hilfe und Selbsthilfe

Wenn institutionelle Hilfen nicht erreicht werden können oder nicht zur Verfügung stehen, müssen private Hilfesysteme greifen. Entspannte Großeltern, entlastende andere innerfamiliäre Bezugspersonen wie Tanten und Onkel, aber auch Freunde und Freundinnen helfen schon dadurch, dass sie emotional weniger beteiligt sind. Denn in den Armen einer verzweifelten Mutter oder eines überforderten Vaters kann sich das Baby natürlich nicht entspannen. Die körperliche Anspannung überträgt sich auf das Kind und verunsichert es zusätzlich. Eine Großmutter, die das schreiende Kind mit sicherem Fliegergriff aufnimmt – einer speziellen Halteposition, in der das Baby mit dem Bauch nach unten auf den Unterarm eines Erwachsenen gelegt wird –, hat eine größere Chance, dass es loslassen und zur Ruhe kommen kann. Dies wiederum können die Eltern auch als Beweis ihrer »Unfähigkeit« interpretieren und entweder keine Hilfe annehmen wollen oder ganz resignieren. Ein Schreikind zu begleiten, ist eine große Herausforderung in den ersten Lebensmonaten des Kindes.

An dieser Stelle möchte ich mit dem Konzept des unterstützten Weinens auch zur Selbsthilfe anregen. Wenn die Eltern alle offensichtlichen Ursachen für das Schreien ausgeschlossen haben (Schmerz, Hunger, Verletzung), sollten sie versuchen, das Leid des Kindes zu erkennen und diesen Gefühlsausdruck ernst zu nehmen. Das bedeutet, nicht in Aktionismus oder Panik zu verfallen. Betroffene Eltern berichten immer wieder: »Wir haben alles versucht.« Dies ist oft ein Hinweis darauf, dass das Kind durch immer wieder neue Reize zusätzlich überfordert wurde. Unterstütztes Weinen bedeutet, die Situation zu akzeptieren, durchzuatmen, sich selbst zu beruhigen und das Baby nicht ins Kinderzimmer zu verbannen, weil man das Schreien nicht mehr aushält. Dort sind die schreienden Babys früher vor Erschöpfung verzweifelt eingeschlafen, mit dem Gefühl, für immer allein und verlassen zu sein. Das kann sich ein Leben lang anfühlen wie die Angst vor dem Alleinsein und die Panik, nie wieder geliebt zu werden. Unterstütztes Weinen bedeutet ganz konkret, das schreiende Baby im Arm zu halten, nichts zu tun, außer es ein wenig zu wiegen oder ihm vorzusingen und mit einer einfühlsamen Haltung Mitgefühl zu zeigen: »Du weißt jetzt gar nicht, was dich beruhigen könnte. Es ist bestimmt ganz schlimm, so aufgeregt zu sein. Ich bin da, ich helfe dir, wieder zu dir zu kommen. Mir geht es dabei auch nicht gut, aber du hast alles, was du brauchst.« Wichtig ist eine ruhige Stimme ohne aggressiven Unterton, sondern echtes Mitgefühl. »Ich kann jetzt nichts anderes (mehr) tun, als bei dir zu sein und dich zu trösten.«

Wenn das Baby den Rücken durchstreckt und nicht auf den Arm genommen werden will, lassen Sie sich nicht entmutigen. Das bedeutet nicht, dass es nicht gehalten werden will, sondern ist ein Ausdruck innerer Unruhe. In Völkern, in denen die Kinder oft fest in Tragetüchern sitzen oder »gepuckt« werden – so nennt man das feste Einwickeln des Säuglings in Tücher, in die der ganze Körper eingewickelt wird –, gibt es kaum Schreikinder, denn das Umhülltsein und das starke Spüren der eigenen Körpergrenzen beruhigt die Säuglinge – sie kennen dieses Gefühl aus dem Mutterleib.

Außerdem kann es hilfreich sein, während der Schreiattacken weniger zu tun, um den Säugling nicht zusätzlich zu reizen. Das bedeutet:

- *Nacht ist Nacht!* Um sich an den Tag-Nacht-Rhythmus zu gewöhnen, braucht das Kind eine klare, nicht verhandelbare Orientierung: Es bleibt möglichst dunkel, es gibt keine Spielmöglichkeiten, es wird nur leise gesprochen und gesungen.

- *Hunger ist Hunger!* Wenn das Kind offensichtlich genug gegessen hat, wird nicht immer wieder die Brust angeboten oder Nahrung gegeben, die dann schwerer verdaulich ist und ihm Bauchschmerzen verursachen kann.
- *Spiel ist Spiel!* Nehmen Sie sich in den Wachphasen Zeit für spielerische Aufmerksamkeit! So lernt das Kind, dass es auch ohne laute Signale den Kontakt zu Mutter und Vater aufrechterhalten kann, und es kann müde werden.
- *Ich bin ich!* Junge Eltern brauchen Zeit für sich und ohne den anstrengenden Säugling. Das bedeutet, loslassen zu können und Babysitting (von belastbaren Unterstützer*innen) anzunehmen.
- *Wir bleiben wir!* Qualitätszeit als Paar hilft, sich wieder besser zu verstehen, den Prinzen, die Prinzessin im anderen wieder zu sehen und sich nicht ausschließlich in der neuen Rolle als Mutter und Vater wahrzunehmen.

Emotionale Narben am Lebensbeginn heilen

Es gibt inzwischen viele Bücher und Strategien dazu, wie der Heilungsprozess emotionaler Narben aus der frühen Kindheit begleitet werden kann. Für jede Mutter-Kind- oder Vater-Kind-Bindung kann eine andere Empfehlung passend sein. Mir ist es hier wichtig, zu vermitteln, dass es essenziell ist, die unerfüllten Bedürfnisse und Erwartungen rund um die Geburt ernst zu nehmen und sich ihnen zuzuwenden, statt sie abzuwehren. Allzu oft höre ich in den Anamnesegesprächen mit den Eltern, dass in der Schwangerschaft und bei der Geburt alles normal verlaufen sei. Die Kinder zeigen mir dann im Spiel häufig etwas anderes.

Körpergrenzen und Sicherheitsbedürfnisse spielen im Therapieraum nicht selten eine große Rolle. In Höhlen, Truhen, Kisten und

Wickelmaterialien, mit Seilen zum Festhalten, Ein- und Abbinden, durch Spielszenen, die existenzielle Bedrohungen darstellen, zeigen mir die kleinen Patient*innen, dass unverarbeitete unbewusste vorsprachliche Bewusstseinszustände bei ihnen innere Unruhe erzeugen. Und selbst wenn es berichtete Besonderheiten wie Kaiserschnitt, Frühgeburt oder Saugglockengeburt gab, sagen die Eltern, dass sich das Kind normal entwickelt hat, was ja durchaus stimmen kann. Aber allein die Tatsache, dass die kindliche Entwicklung normal verlaufen ist, bedeutet noch nicht, dass die frühen seelischen Verletzungen geheilt sind. Ich verstehe das Bedürfnis der Eltern danach, dass ihr Kind nicht auffällig war beziehungsweise ist. Deshalb ist es so wichtig, die Erzählungen über den Beginn des Lebens wertschätzend und ohne Schuldzuweisungen zu differenzieren.

Seit mehr als dreißig Jahren begleite ich Mütter und Väter und seit fast zwanzig Jahren versuche ich, medizinische und pädagogische Fachkräfte, insbesondere Psycholog*innen und Psychotherapeut*innen, dafür zu sensibilisieren, genau hinzuschauen, wie die Schwangerschaft emotional und körperlich erlebt wurde, wie die Geburt genau verlaufen ist, wie das Bonding und die ersten Tage mit dem Neugeborenen waren, inwieweit der Vater eingebunden war und welche Rolle er gespielt hat, insbesondere natürlich aus seiner eigenen Perspektive. Bis sich Eltern dafür öffnen können, braucht es viel Vertrauen und den Mut, auch auf das Verdrängte, Abgewehrte und Verharmloste zu schauen. Aber es lohnt sich. Manchmal reicht es schon, Dinge anzusprechen. Die Kinder fühlen sich implizit besser verstanden, und vielleicht hilft eine begleitete Regression in frühe Zustände, negative Erfahrungen nachträglich zu verarbeiten. Und das ist immer auch Prävention für die psychische Gesundheit.

Viele Symptome lassen sich mit frühen Störungen in Verbindung bringen. Es hilft niemandem, sich vorzumachen, dass frühe

Traumata verschwinden. Es hilft auch den Müttern nicht, die vielleicht als gewaltsam erlebte Geburt damit wegzureden, dass das Kind »Hauptsache – gesund« war/ist. Psychische Gesundheit ist eben nicht messbar, sondern entsteht im Unbewussten.

Die abgespaltenen Gefühle reaktivieren sich in unerwarteten Momenten – und oft wird der Zusammenhang nicht hergestellt. Wer denkt schon daran, dass bei einem Studenten mit latenten Prüfungsängsten oder einem Mitarbeiter, der mit einer Tür im Rücken nicht entspannt arbeiten kann, ein Geburtstrauma nachwirkt? Natürlich kann das alles auch andere Gründe haben, aber eine individuelle Forschungsreise an den Anfang des Lebens wird die Biografie immer bereichern und vielleicht auch ungewöhnliche Gefühle erklären und abbauen helfen. Immer wenn Menschen unter Stress geraten, erzählt der Körper von den frühen Erfahrungen, als wir noch so sehr auf die Regulierung von außen angewiesen waren. Eigenschaften wie Durchhaltevermögen, Ausdauer, Zielorientierung und der Wille, nicht aufzugeben, können durch frühe Erfahrungen geprägt sein.

Frühe Erfahrungen können auch eine Quelle von Kraft und Zuversicht sein. Kollegen wie der Körperpsychotherapeut Franz Renggli gehen sogar so weit, zu sagen: Jeder trägt ein verletztes Kind in sich (Renggli 2018). Letztlich gilt aber für alle Eltern: Die eigenen Kinder konfrontieren uns mit unseren eigenen frühen Erfahrungen, die wir nie »vergessen« haben. Die Auseinandersetzung mit dem eigenen Lebensanfang kann daher helfen, diese Erlebnisse nicht implizit auf die Kinder zu übertragen.

Frühe Symptomatiken

Manche Säuglinge zeigen bereits in ihren ersten Lebenswochen Symptome, die von der erwarteten Entwicklung abweichen. Unruhige und schreckhafte Säuglinge, Babys mit Ein- und Durchschlafproblemen und Kinder mit Fütterstörungen machen uns bereits früh deutlich, dass sie nicht in ihrem inneren Gleichgewicht angekommen sind. Dies lässt sich oft mit den Erfahrungen während der Schwangerschaft oder unter der Geburt erklären. Auch Interaktionsstörungen zwischen dem Säugling und den primären Bezugspersonen sind immer miteinzubeziehen. Auf jeden Fall gelten schwierige Schwangerschaftsverläufe, traumatische Geburten, frühe Trennungserfahrungen und psychische Erkrankungen der Mutter und/oder des Vaters sowie inadäquates Erziehungsverhalten als Risikofaktoren.

An dieser Stelle möchte ich kurz die *Diagnostische Klassifikation seelischer Gesundheit und Entwicklungsstörungen (Diagnostic Classification of Mental Health and Developmental Disorders of Infancy and Early Childhood)* vorstellen. Im DC:0–3R (2005) lag der Fokus zunächst auf zentralen Regulationsstörungen im Säuglingsalter: Störungen des Essens, interpretiert als Fütter- und Gedeihstörungen, exzessives oder unstillbares Schreien, auch Ein- und Durchschlafstörungen ab etwa zwölf Monaten wurden beschrieben. In der Überarbeitung DC:0–5 (2016/deutsch 2019) wurden auf der Achse I – den klinischen Störungen – neurologisch bedingte Entwicklungsstörungen, Störungen der Wahrnehmungsverarbeitung, Angststörungen, affektive Störungen und andere wie Zwangs-, beziehungsspezifische und Störungen nach Trauma und Stress ergänzt (DC:0–5 2019). Die Klassifikation mit vier zusätzlichen Achsen (Beziehungsstörungen, medizinische und neurologische Probleme, psychosoziale Stressoren und Entwicklungsstand) ermöglicht eine entwicklungs- und beziehungsorientierte

Klassifikation der einzelnen Störungsbilder. Für die Zwecke dieses Buches ist es nicht notwendig, näher auf diese klinischen Aspekte einzugehen. Es ist jedoch wichtig zu wissen, dass die Forschung zunehmend die frühen Jahre in den Blick nimmt und dass Psycholog*innen und Psychotherapeut*innen in Kliniken und im ambulanten Bereich auf dieses Wissen zurückgreifen können.

Ziel der Diagnostik bei Regulationsstörungen in der frühen Kindheit ist es, Art, Schweregrad und Entwicklungsfolgen der kindlichen Verhaltensauffälligkeiten und Funktionseinschränkungen sowie den subjektiven Leidensdruck des Kindes und seiner Familie zu erfassen. Daraus ergeben sich der Aufbau einer weiterführenden therapeutischen Beziehung mit den Eltern und spezifische Behandlungsansätze der jeweiligen therapeutischen Schulen.

Bereits Neugeborene zeigen Kompetenzen, die eine Interaktion mit Bezugspersonen auslösen. Sie senden Signale aus, die Zuwendung hervorrufen, sind aber darauf angewiesen, dass die Eltern angemessen darauf reagieren. In den entsprechenden Aufmerksamkeitsphasen können ihre Gesichtsausdrücke durch Face-to-face-Kontakte emotional beantwortet werden. Darüber hinaus werden ihre Grundbedürfnisse nach Nahrung, Körperkontakt, Fremdregulation und Zuwendung durch intuitive elterliche Kompetenzen befriedigt.

Manche Säuglinge zeigen uns durch besondere Verhaltensweisen, dass ihre Selbstregulationsfähigkeiten überfordert sind oder dass die Bindungspersonen die Affekte des Kindes nicht adäquat aufnehmen können. Die Störungen äußern sich in unstillbarem Schreien, Fütter- und Gedeihstörungen, die wiederum die elterlichen Kompetenzen überfordern können. Manchmal kommt es zu Teufelskreisen eskalierender Erregung, aus denen die Eltern nur mit

Unterstützung des sozialen Umfelds oder professioneller Hilfe herausfinden. Inzwischen gibt es eine Vielzahl von Beratungsstellen und therapeutischen Angeboten, die das emotionale Verständnis fördern und die dysfunktionale Beziehungsgestaltung verändern können. Es ist wichtig, betroffene Eltern so früh wie möglich aufzufangen, um die Störungen in der kindlichen Verhaltensäußerung aufzulösen. So können Säuglinge ihre Irritationen verarbeiten. Dies beugt späteren seelischen Beeinträchtigungen vor. Eine positive emotionale Gegenseitigkeit kann wachsen.

HEILSAME STRATEGIEN FÜR DIE FAMILIE

Alle Menschen haben die gleichen Bedürfnisse und das ist die Grundlage für ein umfassendes Verständnis untereinander. Zu den körperlichen Bedürfnissen nach Unversehrtheit und Versorgung, aber auch nach Schlaf, Ruhe und sinnlicher Anregung kommen soziale, emotionale und geistige Bedürfnisse hinzu. Im Englischen heißen die Bedürfnisse *needs*, was treffend ist, denn sie sind das, was der Mensch zum Leben *braucht*.

Viele soziale Bedürfnisse werden in der Familie erfüllt. Dazu gehören Sicherheit, Zugehörigkeit, Zärtlichkeit, Unterstützung und Vertrauen, aber auch Anerkennung und Wertschätzung. Zu den emotionalen Bedürfnissen zählen Selbstvertrauen und Selbstständigkeit wie auch Ehrlichkeit und Authentizität. Die Bedürfnisse der Familienmitglieder sind je nach Alter unterschiedlich und je nach Situation treten verschiedene Bedürfnisse mehr oder weniger in den Vordergrund. Unsere Gefühle sind die Botschafter unserer Bedürfnisse. Wenn wir uns wohlfühlen und Freude empfinden, sind in der Regel fast alle aktuellen Bedürfnisse befriedigt. Wenn wir traurig, wütend oder ängstlich sind, stimmt etwas mit unserem seelischen Gleichgewicht nicht.

Diese Grundgefühle sind uns allen angeboren, schon Babys können sie zum Ausdruck bringen. Später kommen die sozialen Gefühle hinzu, für die wir Gedanken brauchen, um etwas einzuordnen. Man kann nur eifersüchtig werden, wenn man den Wert von Zuneigung erkennt. Schuldgefühle oder Scham brauchen eine Einordnung in das Wertesystem der sozialen Gemeinschaft.

In Familien gibt es ein ständiges Auf und Ab unterschiedlicher Gefühlswelten, die miteinander harmonieren oder sich widersprechen können. Ein Kind ist traurig, weil es einen Wunsch nicht erfüllt bekommt, daraufhin hat die Mutter ein schlechtes Gewissen und der Vater ärgert sich vielleicht darüber. All dies gehört zum Familienalltag und macht die Lebendigkeit und Vielfalt des Familienlebens aus.

Kinder lernen in erster Linie von ihren Eltern, mit ihren Gefühlen umzugehen und ihre Bedürfnisse zu erkennen und zu benennen. Dabei ist es wichtig, dass alle Gefühle sein dürfen, gerade weil sie unsere wichtigsten Signale sind. Aus diesem komplexen inneren Verständnis, das sich in der Kindheit und Jugend entwickelt, reift die seelische Gesundheit.

Wenn Eltern mit Schwangerschaft, Geburt und dem Ankommen in einer völlig neuen Situation konfrontiert werden, schwingen immer auch geistige oder spirituelle Bedürfnisse mit. Sinn, Verständnis und Ordnung können neu definiert und gefunden werden. Etwas zu feiern und Rituale zu zelebrieren, ist ebenfalls wichtig. Vieles, was in unserer Kultur im Zusammenhang mit der Geburt selbstverständlich ist, dient genau diesen Bedürfnissen. Wir begrüßen das Baby, wir feiern, dass es einen Namen bekommt. Religiöse Rituale wie die Taufe oder weltliche Rituale wie das Pflanzen eines Baums signalisieren Zugehörigkeit und Schutz. Jedes Elternpaar, jede Familie kann das Passende für sich und ihre Situation finden.

Im folgenden Kapitel geht es nun darum, wie Entwicklungsförderung in der Familie auch bei schwierigen Ausgangsbedingungen gelingen kann. Es werden Hinweise für die psychische Verarbeitung aufseiten der Eltern gegeben und die gesunde psychische Entwicklung des Kindes in den Blick genommen. Dabei geht es vor allem um die erste Zeit nach der Geburt, doch es ist nie zu spät, sich mit dem auseinanderzusetzen, was rund um die Geburt schiefgelaufen ist. Selbstheilungskräfte zu aktivieren, kann immer hilfreich sein – aber auch, sich mit dem Geschehenen zu versöhnen.

Entwicklungsförderung in der Familie

Eine wesentliche Grundlage für die psychisch gesunde Entwicklung eines Kindes ist die Qualität seiner Objektbeziehungen. Es braucht die sichere Basis der Primärbeziehung, aber es muss auch lernen, dass es selbst unabhängig und losgelöst von den Objekten ist.

In der Tiefenpsychologie sind die Bezugspersonen die Objekte, die als positive, aber auch ambivalente Objekte besetzt werden. Der heranwachsende Säugling erlebt die versorgende Mutter und die versagende Mutter, denn er kann sein zukünftiges Leben nur zwischen diesen beiden Polen einordnen. Die Erfüllung aller Bedürfnisse wechselt ganz natürlich mit dem Aufbau neuer Bedürfnisse, die dann wieder als Versagung erlebt werden.

Trennung und Wiederannäherung gilt als Grundprinzip menschlicher Bindungen. Dabei entwickelt sich die Differenzierung zwischen Selbst- und Objektrepräsentanzen: Kann sich das Kind zunehmend als eigenständige Person wahrnehmen? Und dann ist da wie gesagt noch der triangulierende Dritte – in den meisten Fällen der Vater –, der hinzukommt und zeigt, dass auch die Welt jenseits der Mutter-Kind-Dyade sicher sein kann.

Viele spätere psychische Störungen im Lebenslauf haben ihren Ursprung in Irritationen dieser frühen Triade. Entweder kann sich die Mutter gerade nicht auf die Bedürfnisse ihres Kindes einstellen, weil sie mit eigenen Themen beschäftigt ist, oder der Vater steht nicht zur Verfügung, weil er selbst Belastungen erlebt, die ihn gegenüber den Bedürfnissen seines Kindes blockieren. Deshalb werden in allen Unterstützungsansätzen und Therapien immer auch die Interaktionen und das Wohlbefinden von Mutter und Vater berücksichtigt. Kinder brauchen emotional und konkret verfügbare Mütter und Väter, denn wenn es ihnen gut geht, geht es auch den Kindern gut.

Wollen wir jungen Eltern helfen, die mit schwierigen Erfahrungen zu kämpfen haben, müssen wir also immer genau hinschauen, was sie brauchen und wie es ihnen gelingt, sowohl eine Bindung aufzubauen als auch gut für sich selbst zu sorgen. Das kann schon damit beginnen, dass wir zum ersten, zweiten, dritten oder weiteren Kind gratulieren und unser Herz öffnen für alles, was die Eltern dabei bewegt.

Die an sich schon herausfordernde Überwältigung nach der Geburt wird bei schwierigen Verläufen von zusätzlichen Aufgaben und emotionalen Überlastungen überschattet:

- *Wie und wann kann ich schlafen oder mich tagsüber ausruhen?*
- *Finde ich Zeit und Ruhe, um mein Kind kennenzulernen und mich mit ihm zu beschäftigen?*
- *Kann ich mit meinem Partner, meiner Partnerin mitschwingen, um alles gemeinsam zu bewältigen?*

Eigentlich ist alles ganz einfach, die Eltern brauchen nur ihrem Instinkt und ihrer Intuition zu folgen. Und doch ist es auch kompliziert, weil wir in einer Welt leben, die uns mit Informationen überflutet und Anforderungen stellt, die junge Eltern kaum erfüllen können, insbesondere dann, wenn nicht alles optimal läuft. Hebammen haben deshalb versucht, die Pflegediagnose »Mütterliche Rollenveränderung« genauer zu definieren und zu sortieren: Was sind umgebungsbezogene Faktoren, was sind personenbezogene Faktoren der Mutter und was sind zustandsbezogene Faktoren des Kindes, die zu Schwierigkeiten führen? Gibt es eine Unterstützungsmatrix, bei der auch Großeltern helfen können? Insbesondere Großmütter (auch Schwiegermütter) sollten zur Entlastung herangezogen werden.

Ein weiteres neues psychologisches Konstrukt, das für die psychische Entwicklung relevant wird, ist das »epistemische Vertrauen«. Dabei geht es um die Entwicklung des Vertrauens in die Verlässlichkeit dessen, was Bezugspersonen mitteilen. Kann sich ein Kind darauf verlassen, dass es die Zusammenhänge seines Erlebens auch kognitiv verstehen kann, und sich daraus bestimmte logische Zusammenhänge entwickeln? Wenn eine Person als verlässliche Informationsquelle erlebt wird, ist es möglich, dem Wissensvorsprung zu folgen und das Mitgeteilte zu glauben.

Von Geburt an eröffnen Blickkontakt, geteilte Aufmerksamkeit und gezielte Ansprache Kommunikationswege, die das Vertrauen des Kindes in die Bedeutung und Verallgemeinerbarkeit von Informationen stärken. Epistemisches Vertrauen ist eine Errungenschaft früher sicherer Beziehungserfahrungen und wird im weiteren Lebensverlauf durch zusätzliche positive und vertrauenswürdige Beziehungspersonen angereichert.

Eine intergenerationelle Quelle für die psychische Reifung ist die Lebenserfahrung der Großelterngeneration. Diese postfigurative Form des sozialen Lernens tritt in der Gegenwart oft hinter die kofigurative oder sogar postfigurative Perspektive zurück. *Kann ich mich selbst und die Zusammenhänge und Herausforderungen meiner Umwelt mit dem Wissen der Person besser verstehen?*

Postfigurativ (vergangenheitsbestimmt): Junge lernen von Älteren

Wie kann man ein Baby versorgen und ihm ein gesundes Aufwachsen ermöglichen? Diese Frage bedeutet für heutige Eltern, mit einer inneren Unsicherheit umgehen zu müssen. Kann das, was die eigenen Eltern können und für richtig halten, akzeptiert und wertschätzend angenommen werden? Die rasante Entwicklung der Erziehungsempfehlungen kann dieses Vertrauen erschüttern. *Wie vertrauensvoll kann ich mein Kind noch in die Obhut meiner Eltern geben? Wie stark reglementiere und entwerte ich damit letztlich die Erfahrungen dieser Generation? Entziehe ich mir damit möglicherweise eine wichtige innerfamiliäre Ressource?*

Dabei kann es hilfreich sein, Unterschiede anzuerkennen und auch auf die Fähigkeit des heranwachsenden Säuglings zu vertrauen, diese Unterschiede wahrzunehmen, sich auf unterschiedliche Behandlungen einzulassen und dies als Bereicherung von Beziehungserfahrungen zu erleben. Dies kann der Großeltern-Enkel-Beziehung sehr dienlich sein und sich langfristig als eine zusätzliche Quelle epistemischen Vertrauens im Prozess des Heranwachsens erweisen.

Kofigurativ (gegenwartsbestimmt): Gleichaltrige als Vorbild

Eltern lernen ebenso wie Kinder und Jugendliche auch von Gleichaltrigen. Was auf den ersten Blick selbstverständlich erscheint, ist es unter Eltern nicht immer. Manche Eltern begeben sich in eine Art Wettbewerb um das »beste« Kind und die »am besten gelebte« Elternschaft. Solidarität unter Müttern weicht manchmal einer neidischen oder bewertenden Kommunikation. *Hat mein Kind schon diesen oder jenen Entwicklungsschritt gemacht? Opfere ich mich entsprechend auf und investiere ich viel Zeit und Engagement in die Elternschaft? Bin ich immer und zu jeder Zeit bereit, auf die Bedürfnisse meines Kindes einzugehen?*

Häufig kommt es zu Missverständnissen, zum Beispiel dass ein Kind eben auch ein Bedürfnis nach Orientierung und Grenzsetzung hat. Schon das Baby erlebt die Trennung von der Mutter auch als Reifung zur Autonomie. Die Möglichkeit, Strategien der Selbstberuhigung zu erlernen, kann nur entstehen, wenn der Raum dafür geöffnet wird. Das Leben in einer sozialen Gemeinschaft kann nur reifen, wenn gelernt wird, dass auch andere Menschen berechtigte Bedürfnisse haben. Auch Selbstwirksamkeit entwickelt sich durch Erfolgserlebnisse, etwas bewirken zu können – und nicht nur dadurch, dass die Mutter oder der Vater unmittelbar reagieren.

Väter untereinander vergleichen sich weniger, sind aber auch weniger kommunikativ und reflektieren oft nur über sich selbst und teilen dies nicht mit anderen Vätern.

Also: Väter brauchen den Austausch mit anderen Vätern, und Mütter brauchen nette andere Mütter, die Verständnis füreinander haben.

Präfigurativ (zukunftsorientiert): Ältere lernen von Jungen

Aufgrund des starken soziokulturellen Wandels reichen Vorbild und Rat der Älteren und auch der Gleichaltrigen heute oft nicht mehr aus. Ein aktuelles Beispiel dafür ist die rasante Entwicklung der Digitalisierung. Im Zusammenhang mit früher Elternschaft ist dieses Konzept nur sinnvoll, wenn man es darauf anwendet, dass unsere Kinder uns zu Eltern machen und uns durch ihr Verhalten und ihre Rückmeldungen reifen lassen. So sind Eltern beim zweiten oder weiteren Kind in der Regel entspannter und lernen spätestens beim dritten Kind, dass es Kindern einerseits guttut, mit Geschwistern und anderen Kindern zu interagieren, und dass ein Kind psychisch gesund aufwachsen kann, wenn es nicht immer im Mittelpunkt der Aufmerksamkeit steht. Gerade Kinder mit besonderen Bedürfnissen fordern ihre Eltern in einer Weise heraus, die dazu führt, dass sie ungewöhnliche Strategien der Betreuung und Versorgung ihrer Kinder lernen.

Aus welcher Perspektive man es auch betrachtet, es geht immer darum, dass Lernerfahrungen sich als nützlich erweisen müssen, damit sie als Effekte eines vertrauensvollen Beziehungsumfelds wirken können. Wenn wir dagegen immer und an allem zweifeln, was uns andere sagen, entsteht epistemisches Misstrauen. In einem solchen Zustand wird die Umwelt als feindlich und wenig vertrauenswürdig wahrgenommen. Es gelingt nicht mehr, an das Gute im Leben, an das Positive zu glauben. Es trägt also auf jeden Fall zu einem glücklichen Familienleben bei, wenn wir mit einem Vertrauensvorschuss anstatt mit Zweifeln auf die Erfahrungen anderer schauen, auch wenn sie uns auf den ersten Blick ungewöhnlich erscheinen.

Das gilt auch für das Paar selbst. Männer und Frauen sind unterschiedlich – und das zeigt sich besonders deutlich im Zusammenhang mit der Geburt eines Kindes. Es ist ein Brennglas, unter das die romantische Liebe gerät – wie gesagt kann es die gegenseitige Liebe festigen, auch durch die jeweilige Liebe zum Kind. Es kann aber auch ein Risiko für die Liebesbeziehung sein. Ein Aspekt dabei ist das Bedürfnis nach Nähe, Zärtlichkeit und Sexualität.

Die Qualität der Paarbeziehung wird rund um die Geburt herum davon geprägt, wie beide Partner mit diesem Rollenwechsel umgehen. Leider zeigt die Glückskurve bei vielen Paaren eher nach unten, obwohl die Erwartungen im Vorfeld oft positiver sind. In diesem Übergang im ersten Jahr mit dem Säugling ist es gut, die eigene Sexualität gemeinsam reifen zu lassen. Ein Paar ohne Sex hat es schwerer, sich als glückliches Liebespaar zu erleben.

Bedauern der Mutterschaft

An dieser Stelle möchte ich noch auf ein in den letzten Jahren diskutiertes Phänomen eingehen, das als »Regretting Motherhood« bezeichnet wird. Damit wird versucht zu beschreiben, dass die Mutter ihr Kind zwar liebt, aber das Leben als Mutter für sich selbst nicht als bereichernd annehmen kann.

Dieses Phänomen hat viel mit den Erwartungen zu tun, die in unserer Gesellschaft an Mütter gestellt werden. Das möglichst unverändert zu erfüllende Berufsleben kollidiert mit einer selbstverständlich gelebten Mutterschaft. Manche Mütter entwickeln daraus eine hohe Ambivalenz und zweifeln an ihrer Entscheidung, Mutter geworden zu sein. Ängste, durch das Baby eingeengt oder gar ausgesaugt zu werden, lassen diese Mütter über einen längeren Zeitraum mit der Entscheidung zur Mutterschaft hadern, sodass sie diese am liebsten rückgängig machen würden.

Wenn die Mutter von solchen eigenen Widersprüchen geplagt wird, kann sich das auch in widersprüchlichen Absichten des Babys zeigen. Der Säugling hat Hunger und wendet sich der Brust zu, spürt aber gleichzeitig, dass er nicht saugen soll. Vielleicht wurde er auch schon zurückgewiesen, weil die Brustwarze der Mutter durch deren angespannte Körperhaltung schmerzt. Hier entstehen auf beiden Seiten fragmentierte Identitäten. Das Baby gerät in Panik, weil es die Ablehnung spürt, und die Mutter ist ihrerseits hin- und hergerissen zwischen zwei unterschiedlichen inneren Bildern – Liebe und Zuneigung, aber auch Abwehr und Protest. Daraus entstehen problematische, wenig erfüllende Interaktionen, die die gegenseitige Unzufriedenheit verstärken.

Diese Mütter brauchen ein gewährendes soziales Umfeld und Unterstützung, um für sich einen geeigneten Weg zu finden. Es ist immer schwierig, mit Ambivalenzen umzugehen, und jede Mutter kennt das Gefühl, das Baby manchmal »auf den Mond schießen zu wollen«. Das ist normal und gehört dazu. Die große Bandbreite gelebter Mutterschaft – vom altruistischen Aufgehen in der Mutterrolle bis zur nüchternen Erfüllung der mit der Mutterschaft verbundenen Aufgaben – spiegelt die Komplexität von Mutterschaft wider. Das Kind hat und liebt jedoch nur diese *eine* Mutter und ist auf die Befriedigung seiner Grundbedürfnisse angewiesen. Diese Situation kann durch einen hingebungsvollen Vater abgefedert werden und es lassen sich andere Hilfesysteme aktivieren, bevor sich seelische Mangelzustände in dem Kind verfestigen.

Mütter und Väter, Geschwister und Großeltern, aber auch andere Verwandte und der Freundeskreis – sie alle können dazu beitragen, dass sich eine Familie mit schwierigen Startbedingungen für ein Kind gut entwickeln kann. Dabei gibt es immer nur ganz individuelle Wege, die sich in der Qualität der Partnerschaft widerspiegeln und eine seelisch gesunde Entwicklung des Kindes ermöglichen. Erfolgsfaktoren sind hier ein bedürfnisorientierter Blick auf

alle Beteiligten, eine vertrauensvolle Kommunikation miteinander und auch so etwas wie Fehlerfreundlichkeit, denn in emotional belastenden Lebensphasen sind wir immer auch Lernende.
Sich für die Lebenserfahrungen anderer auch über die Generationen hinweg zu öffnen, voneinander zu lernen und auf das Wissen anderer vertrauen zu können, stärkt die Familie bei der Bewältigung ihrer Entwicklungsaufgaben. Dabei kann die Suche nach einem geeigneten Weg durch eine wertschätzende Kommunikation und die Anerkennung unterschiedlicher Lösungsstrategien unterstützt werden. Um eine förderliche Umgebung für die heranwachsenden Kinder zu schaffen, sollten daher alle Familienmitglieder einbezogen werden, damit Vertrauen entstehen kann und die Bedürfnisse in dem Maße erfüllt werden können, wie es für die jeweilige Familie angemessen ist.

Psychologische Verarbeitung

Dieses Kapitel kann keine reale psychologische Unterstützung, Beratung oder gar Psychotherapie ersetzen. Ich möchte aber transparent machen, wie sich seelische Verletzungen zeigen können, welche Bewältigungsmechanismen wirken können und was unsere Persönlichkeit dazu beiträgt. Durch eine offene Auseinandersetzung mit der eigenen Geburt, der Vorgeschichte der Schwangerschaft und den belastenden Erlebnissen während der Geburt kann eine Verarbeitung in Gang kommen, für die man sich gegebenenfalls geeignete Unterstützung suchen kann.

Die normative Krise rund um die Geburt kann anfälliger machen für psychische Krisen bis hin zu psychischen Erkrankungen der Mutter, aber auch des Vaters. Besonders gefährdet sind Personen, die psychische Vorerkrankungen haben oder hatten. Dies betrifft insbesondere Depressionen in der Vorgeschichte.

Arten der Rekapitulation

Beginnen möchte ich mit der eigenen Geburtserfahrung, die in bestimmten Situationen reaktiviert werden kann. Das Wissen um die Umstände der eigenen Geburt kann helfen, Reaktionsmuster, ungewöhnliche Gefühle und emotionale Spannungen in bestimmten Lebenssituationen besser zu deuten.

Nach William Emerson gibt es verschiedene Arten von Rekapitulation (Emerson 2020). Die *direkte Rekapitulation* findet dann statt, wenn plötzliche und unerwartete Veränderungen oder Ereignisse im Leben einer Person auftreten, die existenziell erlebt werden. Das können extreme externe Ereignisse wie Hochwasser, Feuer et cetera sein, aber auch individuellere Erlebnisse wie Unfälle, Krankheiten oder der Verlust gewohnter Lebenszusammenhänge wie Trennungen, Todesfälle oder der Verlust des Arbeitsplatzes. Dann kommt zu dem aktuell erlebten Schock noch eine implizite Erinnerung an die eigene Geburt, die diese Reaktion verstärkt.

Die *vermeidende Rekapitulation (Eliminierungstyp)* zeigt sich darin, dass Menschen versuchen, jede Art von Veränderung im Voraus auszuschließen. Sie sind sehr darauf bedacht, mögliche Veränderungen bereits im Vorfeld zu erkennen. Da es für sie sehr wichtig ist, die Orientierung zu behalten, leben sie strenge Tagesabläufe und vermeiden Unberechenbares. Dies trifft oft auf Menschen mit sekundärer Sectio zu.

Die *vermeidende Rekapitulation (Identifikationstyp)* liegt auch dann vor, wenn Menschen die erlebte traumatische oder schockierende Situation in ihrem Umfeld inszenieren. Sie identifizieren sich so sehr mit der vergangenen erlebten Situation, dass sie in kritischen Situationen in ihrem Umfeld bedrohlich wirken, ihre Mitmenschen erschrecken oder im schlimmsten Fall bedrohen. Auch dies hängt häufig mit gewaltsam erlebten Geburtsumständen zusammen.

Die *konfrontative Rekapitulation* ist eine Form der aktiven Auseinandersetzung, bei der die Menschen den auslösenden Faktoren offen gegenübertreten und versuchen, andere zu beschützen, und/oder auf die Situation intensiv einwirken wollen, um erneute Ohnmachtsgefühle zu vermeiden. Auch diese proaktive Auseinandersetzung kann durch negative Geburtserfahrungen beeinflusst sein.

All dies geschieht in den meisten Fällen unbewusst und ist oft nicht kontrollierbar. Um aus diesen Verhaltensmustern herauszukommen, kann psychotherapeutische Arbeit notwendig werden, indem entweder aktiv an den verinnerlichten (internalisierten) Verhaltensmustern gearbeitet wird und sie dadurch verändert werden oder indem versucht wird, die unbewussten Anteile dem Bewusstsein zugänglich zu machen.

Auch wenn einige dieser Verhaltensweisen zu Beziehungsproblemen, Gefühllosigkeit, Schwierigkeiten im beruflichen Alltag und Konzentrationsproblemen führen können, haben sich diese Menschen vielleicht mit ihrer Eigenart arrangiert und es ist ihnen dennoch gelungen, eine glückliche Liebesbeziehung aufzubauen. Aber auch die Geburt des eigenen Kindes, die ebenfalls als existenziell erlebt wird, kann das eigene Erleben in der Geburtssituation freilegen und reaktivieren, was starke Auswirkungen auf das aktuelle Geburtserleben haben kann.

Ebenso kann ein dramatisches Geburtserlebnis – ohne entsprechende eigene Vorgeschichte – durch Alltagserfahrungen im weiteren Leben reaktualisiert werden. Ungewöhnlich starke Reaktionen, überflutende Gefühle, körperliche Symptome können ein Hinweis darauf sein, dass etwas noch nicht verarbeitet werden konnte.

Darüber hinaus gibt es auch die intergenerationale Weitergabe, die in den letzten Jahren immer besser erforscht wird. Die Weitergabe einer Traumatisierung oder einer Disposition dazu an die nächste Generation kann auf mehreren Wegen erfolgen, zum Beispiel (Roth 2017):

- zufällige Veränderungen einzelner Genabschnitte, die für Stressregulation, Selbstberuhigung und Bindung zuständig sind,
- epigenetische Veränderungen,
- negative hormonelle Einflüsse der werdenden Mutter auf die Stressachse des Kindes,
- frühkindliche negative Einflüsse auf die nachgeburtliche Entwicklung der Stressachse,
- spätere negative Einflüsse, die psychosozial weitergegeben werden.

Hier zeigt sich der starke Zusammenhang biopsychosozialer Aspekte. Wir sind diesen Wirkungen aber auch nicht ausgeliefert, sondern können darauf vertrauen, dass positive Erfahrungen im späteren Leben auch heilsam wirken können. Sowohl die Plastizität des Gehirns als auch die Flexibilität epigenetischer Prägungen können verhindern, dass die intergenerationale Weitergabe zum reinen Schicksal wird. Ausgehend von der Grundannahme, dass die eigene Geburt uns geprägt hat, dass dies Auswirkungen auf das Geburtserleben haben kann und dass dies auch an die nächste Generation weitergegeben wird, stellt sich natürlich die Frage, wie es gelingen kann, ein erfülltes Leben zu führen und sich im Großen und Ganzen darin wohlzufühlen.

Das PERMA-Modell

Dazu möchte ich kurz das PERMA-Modell von Martin Seligman vorstellen (Seligman 2011/2025). In seiner »Theorie des Wohlbefindens« geht es um die Erweiterung der individuellen Wahrnehmung und der eigenen Ressourcen durch positive Gefühle. »Positive Emotions« sind entscheidend für das Aufblühen (das sogenannte *Flourishing*) und tragen zu einer positiven (Grund-)Haltung bei. Das Akronym PERMA steht dabei für *Positive Emotions*, *Engagement*, *Positive Relationships*, *Meaning* und *Accomplishment:*

- P: *Positive Gefühle* sind Freude, Dankbarkeit, Heiterkeit und Gelassenheit, Interesse und Neugier, Hoffnung und Zuversicht, Stolz, Inspiration, Vergnügen, Ehrfurcht und Liebe. Es geht dabei darum, angenehmen Gefühlen mehr Aufmerksamkeit zu widmen und uns aktiv und bewusst darum zu bemühen, diese intensiver wahrzunehmen.
- E: *Engagement* bedeutet, dass man eine Tätigkeit ausübt, in der man aufgehen kann und Zeit und Raum rund um sich vergisst. Diesen »Flow-Zustand« hat vielleicht jede und jeder schon einmal erlebt. Wir vergessen alles rund um uns herum und widmen uns Aufgaben, die genau zu uns passen: nicht langweilig und nicht zu schwierig, mit einem befriedigenden Ergebnis.
- R *(Relationships):* Positive *Beziehungen* zu pflegen, gibt uns Kraft und hilft uns, gut mit krisenhaften Erlebnissen umzugehen. Dass gute soziale Verbindungen zu anderen Menschen einen positiven Einfluss auf uns haben, finden wir in jeder Theorie (zum Beispiel in der Resilienzforschung), in der es um die Bewältigung von (alltäglichen) Herausforderungen geht.
- M *(Meaning):* Das heißt, *Sinn* zu finden – im Leben allgemein, aber auch, einzelnen Erfahrungen Sinn zu geben. Alles, was sich sinnvoll anfühlt, kann diesen Aspekt des Wohlbefindens

stärken. Auch unangenehme oder belastende Erlebnisse können sich mit Sinn füllen, wenn wir uns bemühen, ihnen Bedeutung zu geben. Etwas neu zu bewerten, umzudeuten oder auch in einen anderen Kontext zu stellen, ist manchmal mühsam, unterstützt aber das Empfinden von Glück.

- A: *Accomplishment* bedeutet, sich persönliche *Ziele* zu setzen und diese zu *erreichen*. Wenn man es geschafft hat, kann man sich dafür belohnen. Dies impliziert eine Selbstwirksamkeitserwartung, also eine Erwartung, dass durch eigenes Handeln das gewünschte Ziel erreicht werden kann. Allerdings ist es ein Unglücksprogramm, sich zu hohe Ziele zu setzen. Deshalb sollten wir uns kleinere Teilziele abstecken und deren Erreichen bereits entsprechend würdigen.

Die Umsetzung dieser Elemente erzeugt *Flourishing*. Dieses Modell aus der Positiven Psychologie findet sich in vielen aktuellen Empowerment-Ansätzen und Lebensratgebern wieder. Die persönliche Fokussierung auf angenehme Emotionen und positive Aspekte des eigenen Lebens kann dazu beitragen, vergangene Verletzungen nicht die Oberhand über die gegenwärtige seelische Verfassung gewinnen zu lassen.

Dennoch müssen wir zur Kenntnis nehmen, dass ein negatives Geburtserlebnis vor allem durch medizinische Interventionen beeinflusst wird. Je heftiger und dramatischer ein Eingriff erlebt wird, desto stärker wirkt er sich auf das spätere Wohlbefinden aus. Beim sekundären Kaiserschnitt zum Beispiel ist die messbare subjektive Gesundheit (SGH) und gesundheitsbezogene Lebensqualität (GHLQ) bei jeder vierten Frau noch sechs Monate nach der Geburt verringert.

Die postpartale Depression

Bei 10 bis 15 Prozent aller Mütter entwickelt sich eine krankheitswerte Störung: die postpartale Depression. Erkennbar ist dies an den Leitsymptomen: anhaltend getrübte Stimmung, zum Beispiel starke Traurigkeit, häufiges Weinen. Aber auch Ängste, der Verlust von Interessen und Konzentrationsstörungen führen zu Selbstzweifeln und starkem Grübeln. Hinzu kommen Schlafstörungen, Appetit- und Antriebslosigkeit. Dies kann zu starken Schuldgefühlen und Ambivalenz gegenüber dem Kind führen.

Ein sehr einfacher Fragebogen mit nur zehn Items – der »Edinburgh Depressions-Fragebogen nach der Geburt (EPDS)« – kann dazu dienen, das Vorliegen einer postpartalen Depression festzustellen. Dies ist wichtig, um zu unterscheiden, ob es sich nur um eine vorübergehende allgemeine Verstimmung nach der Geburt handelt, die bei der Hälfte aller Mütter auftritt und als »Baby-Blues« bezeichnet wird. Auch hier sind Stimmungsschwankungen, Ängste, Unruhe, Weinen, Verletzlichkeit und Reizbarkeit zu beobachten. Dies ist aber nach wenigen Tagen, spätestens nach zwei Wochen vorbei. In seltenen Fällen kann es darüber hinaus zu einer Wochenbettpsychose mit zusätzlichen Wahrnehmungs- und Denkstörungen, Aggressionen, Suizidalität und Ich-Störungen kommen, die auch zu einer akuten Gefährdung für das Leben des Kindes führen kann.

Wie gesagt zeigen auch Väter nach der Geburt Symptome einer Depression. Immerhin 8 bis 10 Prozent von ihnen erkranken im ersten Lebensjahr des Kindes daran. Werden schon bei Müttern nicht alle postpartalen Depressionen erkannt, so ist die Sensibilität für diese psychische Erkrankung bei Vätern noch viel geringer. Zumal die Symptome bei Männern leichter übersehen werden. Neben der traurigen Stimmung neigen sie dann zu Rückzug, Unruhe oder Nervosität und zeigen eine verminderte Denk- oder

Konzentrationsfähigkeit. Zynismus und Wutausbrüche rufen Schuldgefühle gegenüber dem Kind und Wertlosigkeitsgefühle, Selbstzweifel und Reizbarkeit hervor. Häufig rührt diese Symptomatik auch von traumatischen Erfahrungen im Krankenhaus her.

Traumatische Geburtserfahrungen führen bei 4 Prozent der Mütter zu einer klinisch relevanten posttraumatischen Belastungsstörung (PTBS). Jede Form von Gewalt kann hier ursächlich sein. Körperliche Gewalt wie grober Umgang, medizinische Eingriffe ohne Einwilligung, schmerzhafte Untersuchungen und so weiter können eine PTBS auslösen, aber auch verbale Gewalt, Vernachlässigung und Nahtod-Erfahrungen. Ausmaß und Intensität der Folgen eines erlebten Traumas sind sehr individuell, äußern sich aber in Übererregung, die als ständiger Alarmzustand erlebt wird, in Albträumen, Panikattacken, aber auch in innerer Erstarrung und Gefühllosigkeit. Bei einem entsprechenden Verdacht muss eine psychiatrische Diagnostik und psychotherapeutische Behandlung erfolgen.

Bei diesen psychischen Erkrankungen, die einer professionellen Behandlung bedürfen, ist es für viele Betroffene auch entlastend zu wissen, dass sie sich das alles nicht nur einbilden. Bagatellisierende Sätze wie »Reiß dich zusammen! Hab dich nicht so, du hast doch ein gesundes Kind!« sind Gift für Menschen mit Depressionen oder PTBS, denn sie können ihre Stimmung, ihr Verhalten oder ihr Denken eben nicht einfach verändern.

Das Couvade-Syndrom

Mehr oder weniger unbemerkt hat sich in den letzten Jahren auch das Erleben der Väter im Kreißsaal durch die medizinischen Maßnahmen und die oft vernachlässigten psychosozialen Faktoren deutlich verändert. Wir müssen stärker berücksichtigen, inwieweit Väter geburtshilfliche Interventionen – manchmal in all ihrer nicht immer vermeidbaren Hektik und Dramatik – als Gewalt und damit als traumatisierend erleben.

Beim Couvade-Syndrom – die Bezeichnung geht auf den französischen Begriff *couver* zurück und bedeutet so viel wie »brüten« oder »umhegen« – leiden Väter unter unspezifischen Symptomen wie Kopfschmerzen, Schlafstörungen, Stimmungsschwankungen oder Sodbrennen. Etwa jeder fünfte werdende Vater ist davon betroffen. Männer mit Couvade-Symptomen führen diese Veränderungen aber nicht auf die Schwangerschaft zurück, sondern zum Beispiel auf Überarbeitung, obwohl nachgewiesen ist, dass es auch bei Vätern zu hormonellen Veränderungen kommen kann. Erhöhte Prolaktin- und Cortisonspiegel und erniedrigte Testosteronwerte scheinen bei ihrer Gesundheit eine Rolle zu spielen, da sie auch die Psyche beeinflussen. Ein Grund mehr, dies ernst zu nehmen und die Eltern darüber zu informieren.

Reaktionen auf Stress

Während einer Geburt kommt es immer wieder auch zu Momenten, die von den Beteiligten als bedrohlich und überfordernd erlebt werden. Instinktive Reaktionen auf Bedrohung und Gefahr sind Flucht, Angriff oder Erstarren beziehungsweise Sich-Totstellen *(flight, fight or freeze)*. Diese Verhaltensweisen sind biologisch festgelegt und werden bereits vom Fötus oder Neugeborenen reflexartig ausgeführt. Auf einen lauten Knall hin ergreifen wir die Flucht, sind kampfbereit oder wie gelähmt. Können diese Reaktionen in bedrohlichen Situationen nicht ausgeführt werden, führt dies zu extremer Hilflosigkeit.

Je nach Charakter entwickeln Menschen auch unbewusst Vorlieben (Präferenzen) für bestimmte Reaktionen auf angstauslösende Situationen. »Kopfmenschen« flüchten zuerst, gehen aus der Situation heraus, müssen nachdenken, brauchen Abstand zu anderen, um dann wieder zurückzukommen und sich so der Situation sortierter stellen zu können. Wenn »Bauchmenschen« vor einem Problem stehen, reagieren sie »aus dem Bauch heraus«. Sie entscheiden sich spontan für die erstbeste Lösung, vertrauen auf ihre Intuition und können dabei auch Gefühle zulassen, was für ihr Umfeld nicht immer angenehm ist. Die »Herzmenschen« hingegen brauchen den Kontakt zu anderen und fühlen sich schlecht, wenn die Beziehung gestört ist. Sie suchen Blickkontakt, Berührung und Nähe auch bei Konflikten und können Probleme am besten gemeinsam lösen.

Auch Entscheidungen können davon geprägt sein: erst nachdenken, spontan zugreifen oder andere fragen. Zudem ist kein Mensch nur einem »Typus« zuzuordnen, aber es gibt immer einen ersten Impuls, der sich manifestiert. Unsere Lebenserfahrung und unsere Lernprozesse bewirken, dass wir Probleme eben nicht ausschließlich kopf-, bauch- oder herzgesteuert lösen.

Dieses Denkmodell basiert auf den drei Kernbedürfnissen: Sicherheit, Autonomie und Beziehung. Für Kopfmenschen steht im Konfliktfall die eigene Sicherheit im Vordergrund, für Bauchmenschen die Autonomie und für Herzmenschen der Kontakt und die Beziehung zum Gegenüber. Auch Paare handeln mitunter nach verschiedenen Strategien und das kann es manchmal erschweren, Konflikte konstruktiv zu lösen. Während der Geburt kann dies dazu führen, dass die Gebärende fliehen will und sich, da dies nicht möglich ist, in sich selbst zurückzieht und nicht mehr ansprechbar erscheint. Eine andere Gebärende schimpft und verhält sich vielleicht auch aggressiv gegenüber den Geburtshelfern. Wieder andere klammern sich an ihre Begleitperson(en) und wollen auf keinen Fall alleingelassen werden.

Da eine Geburt mit einem gewaltigen psychischen und physischen Erleben verbunden ist, kommen die in der Frau angelegten Reaktionsweisen ungefiltert zum Vorschein. Jede gebärende Frau verdient es jedoch, in dieser Ausnahmesituation respektvoll behandelt zu werden, unabhängig davon, welches Reaktionsmuster bei ihr auftritt.

Ähnliche Reaktionen sind auch bei Vätern zu beobachten. Es sind die spontanen Verhaltensweisen in bedrohlichen Situationen. Wenn es dann darum geht, diese Erfahrungen im Nachhinein zu reflektieren, kommen die Persönlichkeitsmerkmale der Beteiligten ins Spiel.

Das Fünf-Faktoren-Modell

Die Reifung von Persönlichkeitsmerkmalen, die uns helfen, unser Leben zufriedenstellend zu gestalten, hört nie wirklich auf, auch wenn sie durch Anlagen beeinflusst wird. Die »Big Five« oder das »Fünf-Faktoren-Modell« ist ein Modell aus der Persönlichkeitspsychologie und basiert auf der Arbeit vieler Forschender. Es fasst fünf grundlegende Dimensionen der Persönlichkeit zusammen. Offenheit für Erfahrungen (Aufgeschlossenheit), Gewissenhaftigkeit (Perfektionismus), Extraversion (Geselligkeit), Verträglichkeit (Rücksichtnahme, Kooperationsbereitschaft, Empathie) und Neurotizismus (emotionale Labilität und Verletzlichkeit) sind die Eigenschaften, die unser Verhalten prägen und beeinflussen, wie wir mit herausfordernden Situationen umgehen:

- *Offenheit für Erfahrungen:* Wenn dieses Merkmal stark ausgeprägt ist, kann man neugierig sein und optimistisch an die Herausforderungen herangehen, die mit den körperlichen und seelischen Veränderungen durch die Geburt eines Kindes verbunden sind. Aber auch wenn man eher vorsichtig ist und sich vor allem an Bewährtem orientiert, kann dies bei der Umstellung nach der Geburt hilfreich sein.

- *Gewissenhaftigkeit:* Auch Gewissenhaftigkeit hat zwei Seiten, die unterstützend, aber auch hinderlich sein können. Ein hohes Maß an Perfektionismus kann die Schwangere dazu verleiten, dass sie die Unwägbarkeiten einer Geburt nicht gut zulassen kann und die Prozesse der neuen Familiensituation zu sehr kontrollieren will, was zu überhöhten Ansprüchen an sich selbst führen kann. Aber auch eine nachlässige, unbekümmerte Grundhaltung ruft möglicherweise ein Gefühl von Überforderung hervor, weil Chaos entstehen kann. Ideal wäre eine Mischung aus zielorientiertem Handeln und Toleranz gegenüber den Unwägbarkeiten, die das Leben mit Kindern immer mit sich bringt.
- *Extraversion:* Auch Menschen mit diesem Merkmal können sehr unterschiedlich aufgestellt sein. Eher zurückhaltende Naturen sind vielleicht mehr bei sich selbst und ihren eigenen Bedürfnissen, können dies möglicherweise aber nicht selbstbewusst genug nach außen vertreten. Sehr kontaktfreudige Personen suchen vielleicht schneller die Unterstützung anderer, fühlen sich aber auch eher einsam und allein gelassen. Es gehört zur Reifung der individuellen Elternpersönlichkeit, herauszufinden, wann Zurückhaltung angebracht ist und wann man sich offensiv durchsetzen muss.
- *Verträglichkeit:* In der Elternschaft, gerade wenn nicht alles optimal gelaufen ist, hilft es sowohl in der Partnerschaft als auch im Umgang mit den Bedürfnissen und dem Temperament des Kindes, sich in andere hineinzuversetzen, deren Perspektive einzunehmen und daraus Verständnis zu entwickeln. Diese Form der Rücksichtnahme fördert die Kooperationsbereitschaft und

das Einfühlungsvermögen. Diese Persönlichkeitseigenschaft entfaltet sich vor allem im zwischenmenschlichen Verhalten. Hilfsbereitschaft und Entgegenkommen führen zu einem vertrauensvollen Miteinander. Dabei darf das Vertreten der eigenen Interessen aber nicht ausbleiben.

- *Neurotizismus:* Auch wenn emotionale Labilität und Verletzlichkeit zunächst nicht als erstrebenswert angesehen werden, kann es auch wichtig sein, sich Sorgen zu machen und nach Lösungen zu suchen. Aktives oder passives Stressmanagement sind die zwei Seiten derselben Medaille. Die Zufriedenheit in der Familie kann wachsen, wenn Entspannung und Ruhe neben Anspannung und Achtsamkeit stehen. Wenn Eltern sich gegenseitig ergänzen und die Unterschiedlichkeit der jeweiligen Problemlösungen respektieren, geben sie auch ihren Kindern ein gutes Vorbild.

Das Nützliche an diesem Persönlichkeitsmodell ist, dass es Menschen zu Selbstreflexion führen kann und sie lernen, sich so anzunehmen, wie sie sind. Oder wir können versuchen, die Entwicklungsimpulse, die von Mutterschaft und Vaterschaft ausgehen, für unsere Persönlichkeitsentwicklung zu nutzen. Wir können eine gute Balance zwischen Neuem und Bewährtem im Familienleben finden. Wir können unsere Ansprüche reduzieren, von unseren Kindern lernen und auch mal gelassener auf kindliche Gefühlsäußerungen reagieren. Wir können lernen, uns auch mal zurückzuziehen, um Überforderung zu vermeiden, aber auch den Kontakt mit anderen Eltern zu suchen, damit wir mit all den Anforderungen nicht allein dastehen.

Wir versuchen, die Bedürfnisse aller Familienmitglieder auszubalancieren, uns gegenseitig zu respektieren und Unterschiede zu akzeptieren. Sich in Stresssituationen nicht ausgeliefert zu fühlen, sondern aktiv Probleme anzugehen, wird zu einer Kernkompetenz von Elternschaft. Man geht davon aus, dass circa 40 Prozent dieser Persönlichkeitsakzentuierungen durch die Umwelt geprägt werden und dadurch gerade im jungen Erwachsenenalter ein Entwicklungsschub erfolgt.

Unabhängig davon, welche Persönlichkeit wir entwickelt haben, gibt es unterschiedliche Arten, mit Problemen umzugehen. Das Familienleben ist dafür ein sehr geeignetes Übungsfeld im Alltag. Gerade in Übergangsphasen wie der Umstellung auf das Leben mit Kind(ern) kann die Entwicklung und Anwendung adaptiver Bewältigungsstrategien hilfreich sein. Dazu gehören problemorientiertes Handeln, Zerstreuung, Stimmungsaufhellung, Akzeptanz, Vergessen, kognitives Problemlösen und auch Neubewertung. Wenn wir zum Beispiel ein chronisch krankes Kind betreuen, ist es wichtig, dass wir uns informieren und entsprechend angemessen handeln, aber es braucht auch ein gutes Maß an Gelassenheit, damit wir uns nicht von den Sorgen auffressen lassen und für uns selbst sorgen, um über längere Zeiträume belastbar zu bleiben.

All diese Modelle versuchen, die menschliche Wirklichkeit zu verstehen und zu interpretieren, wie aus diesen vereinfachten Sichtweisen Lösungen für die Erhaltung des Wohlbefindens und das Erleben von Glück geschaffen werden können. All dies bedeutet Komplexitätsreduktion, denn unsere Psyche funktioniert vor dem Hintergrund unendlich vieler Prozesse, die wir niemals alle überblicken können.

Posttraumatisches Wachstum

Ein letztes psychologisches Phänomen, das ich hier erläutern möchte, ist das posttraumatische Wachstum. Daraus lässt sich die optimistische Grundhaltung und Perspektive ableiten, dass belastende Lebensereignisse die Persönlichkeit reifen lassen können, und dies auch ohne ärztliche oder therapeutische Hilfe. Viele Menschen, die traumatische Ereignisse wie Unfälle, Trennungen, Verluste oder Naturkatastrophen erlebt haben – und für manche gehört auch das Erleben der Pandemie dazu –, sind in der Lage, sich selbst zu helfen und von nahestehenden Menschen Unterstützung zu bekommen.

Wir können uns von schwerwiegenden Ereignissen erholen und eine neue Widerstandsfähigkeit und damit auch wieder Wohlbefinden entwickeln. Etwa die Hälfte der Menschen erlebt nach der Bewältigung einer solchen lebensverändernden Krise ein posttraumatisches Wachstum. Sie haben ein stärkeres Gefühl von Eigenständigkeit erlangt, bemühen sich mehr um soziale Beziehungen, gewinnen ein neues Verständnis für den Sinn ihres Lebens und haben einen neuen Lebensweg eingeschlagen. Auch ein stärkerer Glauben kann dazugehören, der sich in Spiritualität äußert.

Für die Reflexion einer solchen möglichen persönlichen Stärkung kann es hilfreich sein, sich die Zeit zu nehmen, das Ereignis aus verschiedenen Perspektiven zu betrachten und dabei den Fokus auf das Gelingen zu richten. *Wie denke ich heute darüber? Welchen Menschen bin ich nähergekommen? Was hat sich dadurch in meinem Leben verbessert? Worin bin ich heute anders als zuvor?* Manchen von uns fällt es leichter, dies alles greifbar werden zu lassen, wenn wir es aufschreiben. Gerade Eltern von Frühgeborenen berichten häufig, dass ihnen das Tagebuchschreiben geholfen hat. Diese Art der Dokumentation kann später auch dem heranwachsenden Kind dabei helfen, seinen ungewöhnlichen Start ins Leben zu verarbeiten. Auch Mütter, die einen ausführlichen persönlichen Geburtsbericht verfasst haben, berichten, dass ihnen dies dabei geholfen hat, die traumatischen Erlebnisse einzuordnen und sich selbst damit die Situationen verständlicher zu machen.

Eine Nachbesprechung kurz nach der Geburt kann sich aus psychologischer Sicht positiv auswirken. Auf jeder Wochenbettstation sollte wie gesagt mindestens eine psychologische Fachkraft beschäftigt sein, die den neuen Müttern Raum geben kann, über diese immer auch existenziellen Erfahrungen zu sprechen. Wir wissen, dass unser Gehirn so funktioniert, dass uns viel reden und auch immer wieder erzählen zu können, was uns passiert ist, bei der Verarbeitung hilft.

Dafür ist auch die Hebammenbegleitung im Wochenbett wichtig. Zu den Aufgaben der Hebamme gehört es, die »psychische Rückbildung« zu unterstützen. Das bedeutet, eine wertschätzende Perspektive auf das individuelle Erleben der Mutter einzunehmen. Diese Rolle können auch Selbsthilfegruppen übernehmen. Hier kann erzählt werden, wie es einem ergangen ist, und alle Gefühle sind erlaubt.

In neueren psychotherapeutischen Ansätzen wie der Eltern-Säuglings-Kleinkind-Psychotherapie steht die Arbeit mit den Eltern im Vordergrund, wobei der/die Psychotherapeut*in einen haltenden Rahmen gibt. Eine korrigierende emotionale Erfahrung soll verinnerlicht werden, indem der/die Psychotherapeut*in im Sinne des »Holding« (nach dem britischen Kinderarzt und Psychologen Donald Woods Winnicott) oder »Containing« (nach dem britischen Psychoanalytiker Wilfred Ruprecht Bion) die intersubjektiven Spannungen aushält und als belastbares Objekt die Irritationen ihrer/seiner Klient*innen auffängt und spiegelt. Dabei werden die Ich-Funktionen der Eltern gestärkt, indem sie lernen, das Verhalten ihres Kindes neu zu sehen und ohne Schuldzuweisungen mit eigenen Verhaltensmustern in Verbindung zu bringen.

Neben der Analyse und dem szenischen Verstehen liegt der Fokus immer auch auf dem Gelungenen und auf der Umdeutung.

Videoarbeit kann hier eine hilfreiche Unterstützung sein, weil dadurch gerade Mütter oder Väter mit geringem Selbstwertgefühl erfolgreiche Interaktionen mit ihrem Baby beobachten können. Aber auch die individuelle Psychotherapie, zum Beispiel bei einer postpartalen Depression oder posttraumatischen Belastungsstörung, ohne dass das Kind zuvor auffällig geworden ist, wirkt präventiv für eine seelisch gesunde Entwicklung des Kindes, denn psychisch kranke Eltern sind ein hoher Risikofaktor für Kinder, später selbst psychisch zu erkranken.

Die psychische Bewältigung von belastenden, dramatischen oder traumatisierenden Umständen rund um die Geburt und den Lebensbeginn ist für alle Beteiligten ein komplexer und herausfordernder Prozess. Dabei greifen Selbsthilfestrategien aus der Positiven Psychologie, kompetente Beratungsangebote und psychotherapeutische Begleitung ineinander. Was letztlich für den Einzelnen hilfreich ist und zu einem glücklichen Leben in seelischer Gesundheit beiträgt, kann nur individuell verstanden werden. Um den für sich passenden Weg zu finden, kann jeder und jede ausprobieren, was zu ihr oder ihm passt.

Wichtig ist in jedem Fall, offen für Unterstützung zu sein und das Geschehene nicht zu bagatellisieren oder sich einzureden, das wäre alles nicht so schlimm gewesen. Jeder Erwachsene hat in seinem bisherigen Leben eigene Strategien entwickelt, um mit belastenden Ereignissen umzugehen. Vieles davon ist angeboren oder instinktiv geprägt – vor allem in Extremsituationen, die während der Geburt auftreten können. Glücklicherweise sind wir Menschen jedoch in der Lage, Probleme zu lösen und vergangene Ereignisse im Rückblick anders zu bewerten. Wir können an unseren Erlebnissen reifen und wachsen, auch wenn die Dinge nicht immer optimal gelaufen sind.

Das Kind beim Aufwachsen begleiten

Wenn Mütter während der Schwangerschaft erhöhtem Stress ausgesetzt waren, sind die Kinder oft unruhig, haben Schlafprobleme, zeigen Schwierigkeiten bei der Nahrungsaufnahme oder entwickeln sich nicht normal. Ungünstige Bedingungen zu Beginn des Lebens können sich in exzessivem Schreien, aber auch in ausgeprägter Apathie äußern; das heißt, das Kind ist auffallend ruhig, wirkt scheu und eingeschüchtert. Starkes Anklammern oder verminderte soziale Reaktionen, die einem Rückzug ähneln, treten ebenfalls auf. Ein niedrigeres Neugierverhalten, Antriebs-, Interessen- und Lustlosigkeit können mit einer verkürzten Aufmerksamkeitsspanne einhergehen, das betreffende Kind wirkt freudloser als andere. Es kommt zu Überängstlichkeit oder Hyperaktivität. Die Emotionsregulation ist eingeschränkt, was sich in einer niedrigen Toleranzschwelle gegenüber äußeren Reizen oder auch als Dumpfheit des Gefühlsausdrucks äußern kann. Besonders heftig reagieren die Kinder immer wieder in Trennungssituationen oder wenn ihre Wünsche unerfüllt bleiben. Aber auch eine verzögerte motorische oder sprachliche Entwicklung und eine allgemeine Krankheitsneigung durch ein geschwächtes Immunsystem können auftreten.

Für eine gesunde Bindungsentwicklung brauchen diese Kinder eine besondere emotionale Tiefe, die sich zum Beispiel im Blickkontakt ausdrücken lässt, und einen echten seelischen Kontakt durch gegenseitige Zuwendung und Aufmerksamkeit. Dies stärkt die gemeinsame Erlebnisfähigkeit und intensiviert das gegenseitige Verstehen. Klarheit im Selbstausdruck, Einfühlungsvermögen und das Lesen der kindlichen Bedürfnisse durch die Bezugspersonen ebnen den Weg für eine gesunde seelische Entwicklung.

In dem Zusammenhang ist es mir wichtig, darauf hinzuweisen, dass gerade diese Kinder ein starkes Bedürfnis nach Orientierung haben. Insbesondere sehr kleine Kinder sind überfordert, wenn wir Erziehenden nur das tun, was das Kind zu wollen scheint. Vor allem Kinder, die am Anfang ihres Lebens negative Erfahrungen gemacht haben, erscheinen uns da manchmal besonders anstrengend. Eltern wollen ihre Kinder schützen und sie möglichst wenig vermeintlich negative Gefühle erleben lassen. Es gibt aber keine negativen Gefühle. Angst ist da, um zu lernen, mit unbekannten Situationen umzugehen. Traurig zu sein, bedeutet, dass es wehtun kann, geliebte Menschen zu vermissen. Wut ist wichtig, um sich zu behaupten. Ein Baby, das im Tragetuch schreit, wehrt sich nicht dagegen, getragen zu werden, sondern muss sich erst daran gewöhnen, oder es gibt andere Gründe, warum es gerade unzufrieden ist.

Durch Affektspiegelung können diese Gefühle erträglicher gemacht werden: Nichts braucht ein Säugling mehr als Bezugspersonen, die sich bemühen, seine Signale wahrzunehmen, zu verstehen und als verstanden zurückzugeben. Dabei hilft uns das angeborene Interaktionssystem, mit dem alle Menschen ausgestattet sind. Wir wenden uns dem Baby von Angesicht zu Angesicht zu, nehmen Blickkontakt auf, können erspüren, wie es ihm geht. Wir benennen, was wir beobachten, und geben dem, was wir beobachten, durch Singsang, eine hohe Stimmlage und einfache Satzbildung die entsprechenden Worte. Dieses intuitive Verhalten kann gestört sein, wenn es rund um die Geburt Stress gegeben hat. Neben der psychischen Verarbeitung aufseiten der Eltern ist auch die Perspektive des Kindes zu berücksichtigen.

Nach der Geburt sind Jungen bedürftiger und anhänglicher und weinen häufiger als Mädchen. Auch im späteren Leben bewältigen Jungen Krisen schwerer als Mädchen. Dies hat sowohl angeborene als auch sozialisationsbedingte Ursachen. Die erhöhte Vulnerabilität männlicher Säuglinge und Kleinkinder liegt an ihrer biologischen Konstitution.

Tatsächlich werden Jungen und Mädchen auch unterschiedlich behandelt, wie zahlreiche Laborexperimente gezeigt haben. Kleine Mädchen werden länger und intensiver getröstet und insgesamt behutsamer behandelt, was aufgrund ihrer stabileren Konstitution eigentlich nicht nötig wäre. Dies gilt auch für die Verarbeitung von Geburtstraumata.

Um hier zu beschreiben, wie das Aufwachsen des Kindes gut begleitet werden kann, bedarf es nicht nur einer differenzierten Ursachenforschung, die manchmal auch frustrierend und mit Schuldgefühlen beladen sein kann, sondern auch einer Sensibilisierung für die spezifischen Möglichkeiten, die Entwicklung von Kindern zu fördern.

Manchen Eltern fällt es dabei schwer, ihren Babys klare Signale zu geben. Sie sind hin- und hergerissen zwischen dem Wunsch, dass es dem Kind möglichst immer gut geht, und der Erfahrung, dass dies nicht immer möglich ist. Wenn Eltern dadurch in Stress geraten und sich vielleicht auch Versagensgefühle einstellen, kann es wichtig sein, authentisch zu bleiben. Das bedeutet, die eigene Verzweiflung oder den Ärger darüber auch zum Ausdruck zu bringen. Babys spüren, wenn emotionaler Ausdruck und Emotion nicht zusammenpassen. Diese Double-Bind-Situationen, in denen Doppelbotschaften gesendet werden, irritieren das Kind mehr, als wenn es spürt, dass sein Interaktionspartner sich authentisch verhält. Was wäre, wenn eine Mutter versucht zu lächeln, während sie ihrem Kind sagt, dass es beim Stillen wehtut, wenn der Säugling auf die Brustwarze beißt? Es kann keine eindeutige Emotion identifizieren.

Laute und andere Interaktionssignale

Die erste und wichtigste Entwicklungsaufgabe, auf der ein seelisch gesundes Aufwachsen beruht, ist die Reifung des Urvertrauens. Dieses entsteht, wenn das Kind von Anfang an die Erfahrung macht, sich darauf verlassen zu können, dass seine Bedürfnisse nach Nahrung, Sicherheit, Wärme und Zuwendung erfüllt werden. Dafür bringt es das wichtigste Bindungssignal mit auf die Welt, das uns alle in inneren Aufruhr versetzt – sein Weinen. Der Ausdruck des Weinens kann sehr unterschiedlich sein und feinfühlige Eltern lernen zu unterscheiden, ob es sich dabei jeweils um Hunger, Schmerz oder Einsamkeit handelt. So entsteht früh ein grundlegendes Vertrauen.

Die Klangwelt des Babys ist jedoch noch vielfältiger. Die vorsprachlichen Laute des Babys bestehen aus einzigartigen Melodien, Intervallen und rhythmischen Betonungen, die sich sogar je nach Hörumgebung, in der die Schwangerschaft verlief, unterscheiden. Neuere Forschungen haben gezeigt, dass es Unterschiede im Weinen gibt, je nachdem, ob die Muttersprache des Babys zum Beispiel Japanisch, Französisch, Schwedisch oder welche Sprache auch immer ist. Daraus entwickeln sich dann das Lallen und die Lautbildungen, die das Baby im Laufe seiner Sprachentwicklung übt. Das Entwicklungsfenster schließt sich im mittleren Kindesalter und das Sprachzentrum im Gehirn muss beim späteren Erlernen einer Fremdsprache immer wieder auf einen inneren »Übersetzungscomputer« zurückgreifen. Kinder, die mehrsprachig aufwachsen, bilden dagegen zwei Sprachzentren aus, zwischen denen sie ohne Übersetzung wechseln können. Deshalb ist es empfehlenswert, mit dem Kind immer in der Muttersprache zu sprechen, denn nur so kann es die Komplexität mindestens einer Sprache intuitiv erfassen, um später die Umgebungssprache leichter zu erlernen.

Neben Weinen und Sprache gibt es weitere wichtige Interaktionskanäle, die über Berührung und Körperlichkeit vermittelt werden. Dazu gehört die Tatsache, dass der menschliche Nachwuchs ein *Tragling* ist, der sich zudem nicht selbst festhalten kann, also darauf angewiesen ist, eingepackt und mitgenommen zu werden. Auch deshalb reagieren nicht nur Mütter und Väter so intensiv auf das Schreien ihrer Babys, sondern universell alle Menschen. Alle Kulturen haben im Laufe ihrer Entwicklung Strategien entwickelt, das Tragen mit Hilfsmitteln zu unterstützen.

Der Grund für die starke Unreife der menschlichen Säuglinge ist bekannt: Durch die Entwicklung des immer komplexer werdenden Denkens und damit der Vergrößerung des Großhirns wurde der Kopfumfang größer. Parallel dazu entwickelte sich der aufrechte Gang, dem sich das Becken der Frau statisch anpassen musste. Der dadurch verkleinerte Beckenausgang traf also auf einen vergrößerten Schädel. Der Geburtsvorgang ist dennoch perfekt darauf abgestimmt. Der Kopf windet sich mit einer Drehung vom Beckeneingang zum Beckenausgang, die Knorpel an der Symphyse und neben dem Kreuzbein der Schwangeren können etwas nachgeben und die Schädelplatten des Kindes können sich verschieben. Deshalb kommt es sehr selten vor, dass ein Neugeborenes nicht durch den Geburtskanal »hindurchpasst«. Gleichzeitig ist dies eine anstrengende und kräftezehrende Phase für Mutter und Kind. Doch gleich nach der Geburt beginnt das Bonding und damit das Stillen.

Diese wunderbare Verbindung zwischen Mutter und Kind entspricht wie gesagt der natürlichen Erwartung und der angeborenen Fähigkeit des Neugeborenen, an der mütterlichen Brust zu saugen und zu Beginn des Lebens die meisten taktilen Reize über die Mundregion zu verarbeiten. Stillen und Saugen sind nicht nur die Grundlage der Ernährung, sondern ein sehr intimer und für beide Seiten emotional befriedigender Vorgang. Zusammen mit der Ausschüttung von Bindungshormonen stärkt es die Bindung zwischen Mutter und Kind.

Obwohl die Vorteile des Stillens außer Frage stehen, ist es für viele Mütter nicht einfach, eine befriedigende Stillbeziehung zu entwickeln. Deshalb ist es so wichtig, dass jede verfügbare Hilfe und Unterstützung angeboten und angenommen wird. Gerade bei Kindern mit schwierigen Startbedingungen können dadurch viele negative Erfahrungen korrigiert und ausgeglichen werden. Sowohl physisch als auch psychisch spielt das Stillen über Wochen und Monate eine wichtige Rolle. Die Triebtheorie schreibt dieser oralen Phase eine immense Bedeutung für die Entwicklung der psychischen Gesundheit zu.

Tragen stärkt die Bindung

Das Tragen des Babys stärkt die Bindung und hat viele gesundheitliche Vorteile. Erstens entsteht ein sehr intensiver Körperkontakt und nonverbaler Austausch mit der tragenden Person. Zweitens regt es den Gleichgewichtssinn an, erinnert das Baby an die Bewegungen im Mutterleib, trägt so zu seiner Beruhigung und Körperwahrnehmung bei und unterstützt die motorische Entwicklung. Drittens fördert das richtige Tragen die Ausbildung des kindlichen Skeletts, insbesondere der Hüftgelenke.

Sowohl wegen der Hüftstellung als auch wegen einer möglichen Reizüberflutung möchte ich an dieser Stelle ausdrücklich davor warnen, den Säugling »verkehrt herum« zu tragen. Die Vorderseite des Babykörpers sollte immer zum Tragenden zeigen – auf dem Bauch, auf der Hüfte oder auf dem Rücken.

Wurde ich in den Neunzigerjahren in meiner Heimatstadt als Mutter mit einem Tragetuch auf dem Rücken noch misstrauisch beäugt, so gibt es heute in Deutschland eine Vielzahl von Tragehilfen für alle Altersgruppen, dazu kommen Anleitungen von Hebammen, Herstellern oder auch Trageberater*innen.

Um eine befriedigende und entwicklungsfördernde Tragebeziehung zum Baby zu finden, sind aus meiner Sicht folgende Aspekte zu beachten: Zum einen braucht es aufseiten der tragenden Person die innere Bereitschaft, sich auf diese intensive Nähe einzulassen und sie zu genießen, aber auch die körperlichen Voraussetzungen. Auf keinen Fall darf das Tragen beim Tragenden Schmerzen verursachen, daher ist die Wahl einer geeigneten Tragehilfe wichtig – ein gebundenes Tuch hat hier den Vorteil, dass es je nach Trageposition und Alter des Kindes variiert werden kann. Manchmal sagen Eltern, ihr Kind möchte nicht getragen werden, vielleicht weil die Eltern selbst Unsicherheit ausstrahlen oder weil sich der Säugling erst daran gewöhnen muss. Manche Kinder brauchen dafür mehr Zeit als andere. Die Eltern entscheiden, wann das Tragen notwendig ist.

Der Schlaf, ein wichtiger Motor für die Entwicklung

Wiegen, Schaukeln und Körperkontakt sind in allen Kulturen bewährte Beruhigungspraktiken, die dem Baby helfen, sich zu entspannen und einzuschlafen. Der Schlaf ist in den ersten Lebensjahren ein wichtiger Motor für die Entwicklung. Es ist bekannt, dass das Gehirn des Babys auch während des Schlafs sehr aktiv ist. Ausreichend Schlaf ist entwicklungsfördernd und für viele Eltern auch ein wichtiges Thema. Manche Babys brauchen dabei viel Körperkontakt, andere finden sehr schnell allein in den Schlaf. An dieser Stelle soll kein umfassender Schlafratgeber folgen, aber ein grundsätzlich wichtiger Hinweis ist, dass der Säugling in den ersten Wochen lernen kann, nach kurzen Wachphasen wieder allein einzuschlafen. Hier eine gute Balance zwischen elterlicher Intervention und Autonomie zu finden, ist für viele Eltern eine große Herausforderung. Manche Säuglinge zeigen sich leicht irritierbar, andere können überall schlafen, auch bei lauten Umgebungsgeräuschen. Bei Schlafproblemen kann es hilfreich sein, sich auf eine Forschungsreise zu begeben, denn sowohl Erfahrungen in der Schwangerschaft als auch in den ersten Lebensstunden, -tagen und -wochen können die Schlafqualität beeinflussen.

Viele Eltern bevorzugen es, nachts mit dem Kind zusammen zu schlafen. Was, wie und für wen das Richtige ist, kann nur jeder selbst herausfinden. *Co-Bedding* sollte jedoch nicht ideologisch erzwungen werden, wenn es bei den Eltern zu Schlafproblemen führt. Nur ausgeruhte Mütter und Väter können tagsüber genügend Energie aufbringen, um den Anforderungen der frühen Elternschaft gerecht zu werden. Spätestens mit zwei bis drei Jahren sind Kinder grundsätzlich in der Lage, die zeitweilige Abwesenheit der Eltern zu verstehen, was nicht automatisch bedeutet, dass sie diese auch akzeptieren. Dann beginnt der als »Erziehung« bezeichnete Aushandlungs- und Abwägungsprozess, welche Einschlafrituale und welches Schlafmanagement für die jeweilige Familie passend sind.

Ein sanfter Umgang mit dem Neugeborenen

Wie bereits erwähnt, hat sich die Aufmerksamkeit für die körperlichen Bedürfnisse von Neugeborenen erst vor circa fünfzig Jahren durchgesetzt. Davor ging man fälschlicherweise davon aus, dass Neugeborene kaum Schmerzen empfinden. Heute mag man sich nicht mehr vorstellen, wie sie an den Beinen gepackt, kopfüber gehalten und mit einem Klaps auf den Po begrüßt wurden. Oder noch schlimmer: wie sie zum Teil ohne Narkose operiert wurden.

Die Bedeutung der sanften Geburt wurde von dem französischen Gynäkologen Frédérick Leboyer in den Siebzigerjahren betont und hat seitdem zu einem veränderten Umgang mit Neugeborenen und Säuglingen während und nach der Geburt geführt. Das Attribut »sanft« bezog sich auf die Perspektive des Kindes. Es sollte behutsam und achtsam berührt werden, es sollte sofort Kontakt mit dem Körper der Mutter bekommen und medizinische Behandlungen sollten immer respektieren, dass das Baby ein empfindungsfähiges Wesen ist. Daran anknüpfend, hat Dr. Leboyer eine Babymassage entwickelt, die von der Tradition in Indien inspiriert ist. Die indische Babymassage, die eher kräftig ist und auf den ganzen Körper wirkt, wurde inzwischen von vielen Eltern in Elternbildungskursen erlernt und angewendet. Sie wirkt entspannend und sensibilisierend, hilft so gegen Unruhezustände und fördert die sensorische Entwicklung des Babys.

Babymassagen gibt es in verschiedenen Varianten und mit unterschiedlichen Anleitungen. Ich möchte hier die *Schmetterlingsmassage* erwähnen, die von der amerikanischen Ärztin Eva Reich entwickelt wurde. Sie ging davon aus, dass sich jede seelische Belastung in körperlicher Anspannung äußert und dass das Baby diese Spannungen über minimale Berührungen abbauen kann. Sie betont die Wichtigkeit von Berührungen und körperlicher Nähe. Diese sehr sanften (»schmetterlingszarten«) und behutsamen Berührungen sind auch für leicht reizbare Säuglinge geeignet. Das Kind muss dabei nicht nackt sein, und körperliche und seelische Aspekte werden als zusammengehörig betrachtet.

Bindung entsteht durch Berührung und es gibt hierzu viele weitere bioenergetische Ansätze. Eine für das Kind erkennbare Abfolge von Massage- oder Streichbewegungen stabilisiert die Körperwahrnehmung und fördert seine Entwicklung. Auch beim massierenden Elternteil kann Entspannung eintreten und eine intensive, intime Situation fördert die Bindung.

Neben der regelmäßigen Massage des Kindes durch Mutter und/oder Vater können körperorientierte Behandlungen der Osteopathie oder Craniosacral-Therapie hilfreich sein. Die Osteopathie ist eine ganzheitliche manuelle Methode, die darauf abzielt, die Gesundheit durch die Behandlung des Bewegungsapparats, des Nervensystems und der inneren Organe zu fördern, um die Selbstheilungskräfte zu aktivieren und das Gleichgewicht wiederherzustellen. Die Craniosacral-Therapie ist eine sanfte manuelle Therapieform, die sich auf die Untersuchung und Behandlung der Schädelknochen, der Wirbelsäule, des Kreuzbeins und der Flüssigkeiten, die das Gehirn und das Rückenmark umgeben, konzentriert. So sollen Blockaden und Spannungen gelöst werden, um den freien Fluss der Flüssigkeiten und die Selbstheilungskräfte des Körpers zu unterstützen. Insbesondere Neugeborene mit Geburtsverletzungen, Beckenendlage, Fußlage oder nach vaginaloperativer Entbindung benötigen häufig eine körpertherapeutische Behandlung und/oder Massage, um ihr körperliches Gleichgewicht zu finden.

Die enge Verbindung von Psyche und Körper

Je früher verhindert wird, dass sich bestimmte Schonhaltungen verfestigen oder Überdehnungen, Zerrungen und ähnliche körperliche Spuren entstehen, desto leichter wird es für das Baby, in seinem Körper anzukommen, und für die Eltern, seine körperlichen Bedürfnisse zu lesen und zu erfüllen. Der Embodiment-Ansatz betont hier die enge Verbindung von Psyche und Körper.

Viele Forschungsansätze gehen heute davon aus, dass Körper und Seele nicht unabhängig voneinander betrachtet werden können. Es gibt immer eine Rückkopplung vom Körperlichen zum Bewusstsein und umgekehrt. Das Embodiment-Konzept formuliert, dass sich Gedanken und Gefühle körperlich auswirken, ebenso wie körperliche Wahrnehmungen und Erfahrungen die Psyche mitprägen. Ein einfaches Beispiel ist die Lachtherapie. Wem es gelingt, durch zunächst künstliches, angeleitetes Lachen zu echtem Lachen zu gelangen, der fühlt sich beschwingt und fröhlich, ohne dass sich an seiner Situation sonst etwas geändert hätte. Wer gut vorbereitet ist und erhobenen Hauptes und festen Schrittes in eine Prüfungssituation geht, wird sicher besser abschneiden.

Übersetzt auf Babys, die noch viel mehr Körper sind als Erwachsene, bedeutet dies, dass jede positive körperliche Erfahrung heilend wirken kann. Deshalb hilft es Kindern mit schwierigen Startbedingungen, wenn sie positive körperliche Erfahrungen beim Stillen, Saugen, Tragen, Streicheln, Massieren und so weiter machen können.

Frühgeborene und durch Kaiserschnitt entbundene Kinder brauchen noch mehr als reif und spontan geborene viel körperliche Nähe und Anregung. Da psychische Erkrankungen bei diesen Kindern häufiger auftreten, ist eine frühzeitige Prävention besonders wichtig. Oft entstehen diese späteren psychischen Auffälligkeiten, weil nicht früh genug interveniert und verstanden wurde, was diese Kinder brauchen. Auch wenn diese maßgebliche frühe Erfahrung nicht ungeschehen gemacht werden kann, werden wie gesagt viel Körperkontakt durch Stillen, Tragen und/oder Babymassagen hilfreich wirken.

Dies gilt, um es noch einmal zu wiederholen, insbesondere auch für die Väter. Gerade bei schwierigen Geburtsverläufen, bei Frühgeborenen und anderweitig belasteten Säuglingen ist es für Väter schwieriger, eine sichere Bindung aufzubauen. Deshalb ist Körperkontakt für sie so wertvoll. Dadurch wird auch bei Männern das Bindungshormon Oxytocin ausgeschüttet und die Liebe kann fließen.

Die psychischen Grundbedürfnisse von Kindern

Um hier am Ende dieses Kapitels einen Ausblick auf die weitere Kindheit zu formulieren, möchte ich mich noch einmal zusammenfassend den psychischen Grundbedürfnissen von Kindern zuwenden, denn dann wird deutlich, dass die Familie tatsächlich der zentrale Ort für ein seelisch gesundes Aufwachsen ist. Als Kinder- und Jugendlichenpsychotherapeutin glaube ich selbstverständlich an die heilende Kraft therapeutischer Angebote. Ich bin aber auch davon überzeugt, dass viele Eltern die Selbstheilungskräfte ihrer Kinder mobilisieren können. Kinder tun dies im Spiel auf natürliche Weise auch selbst im Spiel. Ausreichende Spielmöglichkeiten unterstützen die Entwicklung einer glücklichen Kindheit. Die Fähigkeit zu spielen, hat lebenslange Auswirkungen auf das emotionale Wohlbefinden und auf die körperliche Gesundheit. Im Spiel wird alles altersgemäß verarbeitet, aber manchmal bedarf es dazu einer professionellen (ergo- oder psychotherapeutischen) Begleitung.

Und dies sind die psychischen Grundbedürfnisse der Kinder für die Familie:

- *Das Bedürfnis nach Geborgenheit und beständigen, liebevollen Beziehungen:* Eltern können ihr Kind bedingungslos annehmen, indem sie Zuwendung nicht von erbrachten Leistungen abhängig machen. Kinder spüren genau, was die Eltern bewusst oder unbewusst von ihnen erwarten, setzen sich selbst unter Druck oder zeigen sich angepasst. Liebe äußert sich vor allem in emotionaler Verfügbarkeit und Konfliktfähigkeit. Auch wenn das Kind allein spielt oder die Eltern mal nicht da sind,

kann es sich sicher sein, dass es vermisst wird. Verlässlichkeit bedeutet dann auch, als Elternpaar zusammenzuarbeiten und sich möglichst nicht zu trennen, denn das Kind will seine Eltern innerlich und äußerlich zusammenhalten.
»Wir lieben dich jetzt und immer, egal, was du tust, auch wenn uns das nicht gefällt, denn du bist und bleibst unser geliebtes Kind.«

- *Das Bedürfnis nach Unversehrtheit, Sicherheit und Regulation:* Kinder wollen sich sicher fühlen und dies gelingt am besten, wenn die Eltern Sicherheit und Zuversicht ausstrahlen. Dazu gehört auch, dem Kind den Raum für eigene Erfahrungen zu geben. Nur wer – im sicheren Rahmen – einmal vom Klettergerüst gefallen ist, weiß, wie es sich anfühlt, von anderen geschubst zu werden, und lernt, Gefahren einzuschätzen. Hierzu gehört ebenso Fremdregulation. Soziales Verhalten speist sich immer aus selbst- und fremdbezogenen Faktoren. Gerade ein trotzendes Kind zeigt sich überfordert durch die Erfahrung, nicht alles zu können oder zu bekommen; es braucht die körperliche und emotionale Regulation durch die Bezugspersonen.
  »Ich verstehe, dass du wütend bist, und ich helfe dir dabei, die Situation zu bewältigen. Auch wenn dein Wunsch jetzt nicht in Erfüllung geht, nehme ich dich in den Arm.«
- *Das Bedürfnis nach Zugehörigkeit und einem angemessenen Platz in der Familie:* Jedes Kind möchte wissen, woher es kommt und wer seine leiblichen Eltern sind. Nur so kann es sich am richtigen Platz in seiner Familie fühlen. Unabhängig davon, in welcher Konstellation die Familie zusammenlebt (Adoption, Gametenspende, »Kuckuckskind«, verstorbene Geschwister, Patchworkfamilie und so weiter), wenn jedes Kind seine Herkunft kennt und von Mutter und/oder Vater so angenommen

wird, wie es gekommen ist, entstehen innere Ruhe und ein klärendes Wissen darüber, wie es Tochter oder Sohn dieser Eltern geworden ist.
»Du bist mein erstgeborener Sohn, jetzt lebst du in einer neuen Familie mit deinem Halbbruder und meinem Mann, der dir ein zuwendungsbereiter väterlicher Freund ist.« – »Wir haben dich im Krankenhaus auf der Intensivstation kennengelernt, weil wir unbedingt ein Kind haben wollten, es aber nicht geklappt hat. Deine Mutter konnte dich nicht behalten und hat dich dort abgegeben, damit du gute Eltern findest; und das sind wir geworden.« Diese und viele andere jeweils passende innere Sätze ermöglichen dem Kind ein psychisch verankertes Zugehörigkeitsgefühl.

- *Das Bedürfnis nach individuell zugeschnittenen Erfahrungen:* Jedes Kind ist anders und besitzt besondere Talente, Fähigkeiten und Begabungen. Jedes kann etwas! Darauf zu achten, genau hinzuschauen und nicht die eigenen Vorstellungen und Vorlieben an das Kind zu delegieren, bedeutet unter Umständen, auf die eigenen Fantasien über die Entwicklung des Kindes zu verzichten. Die Meilensteine der Entwicklung erreicht jedes Kind durch selbstgesteuertes Lernen. Das Gras wächst nicht schneller, wenn man daran zieht. Das Wunderbare ist: Kinder wollen lernen, sie wollen so werden wie die Größeren. Gerade in den ersten Lebensmonaten und im ersten Lebensjahr lernt ein Baby mehr als in allen weiteren Jahren seines Lebens. Hier werden die Grundlagen für die Entwicklung des Gehirns, der Grob- und Feinmotorik, der Körper- und der Sinneswahrnehmung gelegt. Die komplexe Symbolisierung durch Sprache wird vorbereitet.
»Du bist mein einzigartiges Kind, ich begleite dich auf der Suche nach deinen Stärken und freue mich über jeden deiner persönlichen Entwicklungsschritte.«

- *Das Bedürfnis nach entwicklungsgerechten Erfahrungen:* Um sich individuell entwickeln zu können, braucht das Kind eine anregungsreiche Umgebung, in der es die Erfahrungen machen kann, die es benötigt. Dafür ist eigentlich kein spezielles Spielzeug erforderlich, Küchenutensilien und andere Alltagsgegenstände könnten ausreichen, auch wenn in unserer Kultur der Eindruck entsteht, es müsse viel Spielzeug sein. Wovor in diesem Zusammenhang unbedingt gewarnt werden muss, sind Beruhigungsstrategien mit dem Handy. Es ist keinesfalls entwicklungsgerecht, wenn schon Babys ein Smartphone-Display vor die Nase gehalten bekommen, um sie visuell abzulenken. Ich habe so etwas tatsächlich schon beobachtet und muss davon eindringlich abraten.
  »Wir bieten dir den Raum, deine Umwelt zu erforschen, und ermutigen dich, deine Fähigkeiten und Fertigkeiten auszuprobieren. Dabei sind wir dir Vorbilder und manchmal auch Wegweiser.«
- *Das Bedürfnis nach Grenzen und Strukturen:* »Freiheit in Grenzen« nennt der Familienpsychologe Klaus A. Schneewind den heutzutage angestrebten autoritativen (nicht autoritären!) Erziehungsstil (Schneewind 2020). Dabei gibt man dem heranwachsenden Kind Orientierung aus der erwachsenen Elternperspektive. Dazu gehört eine verlässliche Tagesstruktur, die natürlich auch mal flexibel gehandhabt werden kann.
  Wichtig ist darüber hinaus, zu erklären, warum dies und jenes nicht geht oder nicht erlaubt ist. Je früher ein Kind lernt, dass seine eigenen Bedürfnisse in den Rahmen einer sozialen Gemeinschaft eingebettet sind, desto eher wird es sich als eigenständig und selbstwirksam erleben. Mit der Einsichtsfähigkeit wächst auch die Freiheit, selbst zu entscheiden oder sich am Familienleben zu beteiligen.

»Es ist Abend, obwohl die Sonne noch scheint. Du bist müde und wir müssen morgen zusammen aufstehen. Also schließen wir die Vorhänge. Ich singe und streichle dich, damit du zur Ruhe kommst.« – »Wir machen heute einen Spaziergang, denn ich will noch einkaufen gehen. Dafür brauchen wir diese Jacke. Und magst du die blauen oder die roten Schuhe dazu?«

- *Das Bedürfnis nach stabilen kulturellen Umfeldbedingungen:* Wir Menschen hätten uns nicht so entwickelt, wie wir heute sind, wenn wir uns nicht durch soziale Beziehungen und starke soziale Gemeinschaften gegenseitig unterstützt hätten. Im Resilienzkonzept sind die familiale Kohäsion, also die Einbindung in einen familiären Rahmen, und mindestens eine zugewandte Bindungsperson die wichtigsten Schutzfaktoren. Dies bedeutet, dass wir am besten mit widrigen Bedingungen zurechtkommen, wenn wir uns im Rahmen kultureller Normen in stabile menschliche Beziehungen eingebettet fühlen. Diese Bedingungen sind von vielen Parametern geprägt und können sich auch verändern. Für ein Kind ist es wichtig, sich darauf verlassen zu können, dass die Eltern dies transparent machen und vorleben. Kinder zeigen eine hohe Anpassungsfähigkeit an Lebensbedingungen und deren Veränderungen.

  »Wir müssen leider umziehen, weil ich eine bessere Arbeitsstelle gefunden habe. Es ist traurig, dass wir unsere Freunde nun nicht mehr so oft sehen, aber wir freuen uns auf die neue Wohnung.«

Zu all diesen Bedürfnissen gesellt sich eine weitere wichtige Entwicklungserfahrung: *das Recht auf Langeweile.* Beim divergenten Denken, während wir nicht genügend Anregungen von außen bekommen, schweifen unsere Gedanken ab, wenden wir unsere Aufmerksamkeit auch scheinbar belanglosen Dingen zu. So kann der nötige Freiraum entstehen, damit unser Gehirn auch abwegige Gedanken zur Problemlösung heranziehen kann. Völlig absichtsloses Spielen sorgt laut Hirnforschung für die besten Vernetzungen im Gehirn. *Kreativität entsteht im freien Spiel.* Wenn Kinder in verschiedene Rollen schlüpfen und neue Denkweisen ausprobieren, erschließen sie sich neue Wege und Strategien. Dafür brauchen Kinder keine Erwachsenen. Kinder, die die Möglichkeit haben, absichtslos zu spielen, können später leichter Probleme lösen.

Die faszinierenden Eigenschaften des freien Spiels sind sehr entwicklungsfördernd. Das Kind besetzt ausgewählte äußere Phänomene mit Fantasie und Gefühl und erwirbt die Fähigkeit, in der Gegenwart eines anderen allein zu sein. Dies ist die direkte Übergangsfolge vom Spiel allein und in Gemeinschaft. Oft geht es um den Umgang mit Gegenständen unter körperlicher Beteiligung. Dies ist grundsätzlich befriedigend und führt zu einem ganz eigenen Sättigungspunkt. Erregungszustände werden dabei moderiert und soziale Kontakte reguliert.

Die UN-Kinderrechtskonvention von 1989, die 1992 in Deutschland in Kraft trat, betont in Artikel 31 (1) das Recht auf Spiel und Ruhe und formuliert: »Die Vertragsstaaten erkennen das Recht des Kindes auf *Ruhe* und *Freizeit* an, auf *Spiel* und altersgemäße aktive *Erholung* sowie auf freie Teilnahme am kulturellen und künstlerischen Leben« (BMFSJ o. D.; Hervorhebungen durch die Autorin).

Die Kinderrechtsperspektive können wir auch bei allen anderen Widrigkeiten am Anfang des Lebens einnehmen. Kinderrechtsverletzungen entstehen durch direkte Eingriffe am Kind, an der Mutter und durch strukturelle Fehlentwicklungen. Wenn schmerzhafte Behandlungen am Neugeborenen nicht vermieden werden, wenn der Frau Angst eingejagt wird oder sie in ihrer Bewegungsfreiheit eingeschränkt wird, können dies solche Kinderrechtsverletzungen sein. Auf die umfassenden strukturellen Fehler soll hier nicht näher eingegangen werden. Doch das Festhalten an starren Verhältnissen ohne Rücksicht auf individuelle Bedürfnisse in Krankenhäusern und deren Gewinnorientierung schaden den Kindern, wie der Mangel an Kinderärzten, Kinderkliniken, Hebammen und kleinen Entbindungsstationen zeigt. Die Familiengründung beziehungsweise die Geburt weiterer Kinder ist eine besonders sensible Übergangsphase, in der die Gesellschaft (zukünftigen) Eltern mehr Unterstützung bieten sollte.

Kinder beim Heranwachsen zu begleiten, ist eine wunderbare, meist befriedigende und sinnstiftende Aufgabe. Kinder, die einen schwierigen Start ins Leben hatten, wirken oft bedürftiger und brauchen mehr Zuwendung und Regulation. Eltern können durch viel Körperkontakt und positive wechselseitige Interaktion das Urvertrauen fördern.
Eine überwiegend positive Mutter-Baby-Beziehung mildert starke Gefühle wie Wut und bindet Aggression, was die Ambivalenzfähigkeit fördert. Die Vater-Baby-Beziehung bietet ein zusätzliches Angebot zur Emotionsregulation und signalisiert, dass die Welt auch jenseits der Primärbeziehung sicher ist. Kinder haben vielfältige Bedürfnisse und die Herausforderung für ihre Eltern besteht darin, das richtige Maß zu finden, um diesen Bedürfnissen gerecht zu werden. Auch Kinder mit stressbeladenen Schwangerschaften, schwierigen Entwicklungsbedingungen am Lebensanfang und traumatischen Erfahrungen rund um die Geburt können sich psychisch gesund entwickeln. Dazu brauchen sie belastbare Eltern, die ihre eigenen Erfahrungen gut verarbeitet haben, um sich intensiv ihrem Kind zuwenden zu können. Außerdem hilft das

Vertrauen in die kindlichen Selbstheilungskräfte, die sich im Spiel entfalten, aber auch Langeweile und Ruhe brauchen. Dies ist sogar ein Kinderrecht.

Die Familienentwicklung nach der Geburt

Immer wieder stehe ich voller Ehrfurcht und Bewunderung vor Eltern, die im Zusammenhang mit der Geburt eines Kindes Enormes, manchmal Übermenschliches geleistet haben. Viele Mütter und Väter wachsen über sich hinaus, um ihrem Kind den schwierigen Start ins Leben zu erleichtern. Doch irgendwann ist jede Familie auf sich allein gestellt. Nach der psychologischen Geburtsnachsorge, möglichst noch in der Klinik, nach den notwendigen Interventionen in den ersten Wochen und Monaten und nach der Entlassung aus Folgebehandlungen wünschen sich viele Eltern nichts sehnlicher, als ein normales Familienleben führen zu können.

Neben der bereits beschriebenen möglichen Trauerarbeit zur psychischen Verarbeitung schwieriger Schwangerschaften oder Geburten, neben professionellen Angeboten wie Psychotherapie bei PTBS oder postpartaler Depression auf Mutter-(Vater-)Kind-Stationen oder ambulant rückt zunehmend die weitere Entwicklung der Kinder und der Familie mit ihren ganz individuellen Problemen in den Vordergrund.

Wir stellen immer wieder fest, dass die Kinder und Jugendlichen von heute psychisch besonders belastet sind, wozu auch die Pandemie mit ihren Fehlern in der Berücksichtigung der Bedürfnisse der Heranwachsenden beigetragen hat. Das liegt aber auch an einer Welt, die mehrere Krisen zugleich zu bewältigen hat. Die Klimakatastrophe, die Kriege überall auf dem Globus, aber auch die Überforderung durch die kaum steuerbare Entwicklung der digitalen Medien machen es Kindern immer schwerer, seelisch gesund aufzuwachsen. Da wir aber aus der Bindungsforschung und der Familienpsychologie wissen, wie wichtig die ersten Momente, Monate und Jahre des Lebens sind, lohnt es sich, den zukünftigen Kindern die besten Startbedingungen zu sichern. Darin sind sich die Fachleute aller Professionen einig.

Ich will hier nicht auf alle Hilfesysteme und Unterstützungsstrukturen eingehen, möchte aber an dieser Stelle die »Frühen Hilfen« als Erfolgsgeschichte erwähnen. Auf der Website des Nationalen Zentrums Frühe Hilfen für Mütter und Väter erhalten Eltern Informationen, was Frühe Hilfen sind und wo sie Ansprechpartner und Unterstützungsangebote finden können (NZFH o. D.). Gerade Familien in schwierigen soziokulturellen Lebensverhältnissen profitieren von diesem Angebot. Jeder Euro, der in gute Startbedingungen investiert wird, zahlt sich für die Gesamtgesellschaft volkswirtschaftlich um ein Vielfaches aus.

Jetzt möchte ich aber noch einmal auf die einzelne Familie zurückkommen und fragen, wie sie sich für die seelisch gesunde Entwicklung ihrer Kinder am Lebensbeginn einsetzen kann und welche individuellen Strategien dabei hilfreich sein können. Das meiste dazu finden Sie in den bisherigen Kapiteln dieses Buches. Abschließend möchte ich nur noch einmal einige Aspekte des praktischen Familienalltags herausgreifen, die eine gute Bindung – als wesentlichen Schutzfaktor für ein seelisch gesundes Aufwachsen – trotz schwieriger Geburt wachsen lassen.

Die Eltern – für das Kind zeitlebens relevant

Eltern sollten jede Form des emotionellen Missbrauchs vermeiden, insbesondere eine Rollenumkehr, bei der das Kind als liebendes Objekt die Bindungsbedürfnisse von Mutter und/oder Vater erfüllen muss, birgt die Gefahr der Überforderung des Kindes und Schuldgefühle, die es dabei entwickeln kann. Emotional belastete oder überforderte Eltern sollten immer zuerst bei sich selbst beginnen. Das kann die Auseinandersetzung mit der eigenen Lebensgeschichte sein. Dies ist auch für werdende Väter von besonderer Bedeutung, da sie mit den Erfahrungen mit der eigenen Mutter und ihrem Bild von Mutterschaft in Kontakt kommen. Wenn die Erfahrungen mit der eigenen Mutter unbefriedigend waren, besteht die Gefahr, dass das Erleben der engen Bindung zwischen Frau und Baby sie in Unruhe versetzt und Anspannung hervorruft. Solche Väter befinden sich in einer seelischen Notlage und sollten offensiv versuchen, die eigene Biografie von ihrer aktuellen Lebenssituation zu trennen. Auch in diesen Situationen kann der Vater mit dem (vorgeburtlichen) Kind in Kontakt treten und ein Bewusstsein dafür entwickeln, dass hier etwas Neues entsteht, das nicht mit Altem belastet werden sollte.

Die Eltern bleiben für das Kind zeitlebens relevant, sie sind ein durch Mutter und Vater verbundenes Neues, das mit beiden Elternteilen eine innere Verbindung eingeht, das mit positiven, aber auch negativen Gefühlen besetzt sein kann. Auch wenn der Vater nicht bekannt ist, lebt er in der Fantasie von Mutter und Kind und es werden Gefühle auf ihn projiziert. Die Bindungsforschung plädiert in jedem Fall für einen imaginären Dialog, um in Kontakt zu treten und einen emotionalen Beziehungskontext herzustellen.

Die Geschwister – komplementäre Primärobjekte

In vielen Familien gibt es bereits Geschwisterkinder, die aktiv in die weitere positive Entwicklung der Familie einbezogen werden sollten. Um die vorher geborenen Kinder gut zu unterstützen, sollten sie wie gesagt bereits während der Schwangerschaft auf die Geburt des neuen Babys vorbereitet werden. Und sie sollten auch einbezogen werden, wenn nicht alles so läuft wie erwartet und geplant. Sie identifizieren sich mit der Vorfreude der Eltern, spüren aber auch deren Belastungen und Ambivalenzen. Elterliche Empathie auch für aggressive und regressive Gefühle der Älteren bereitet den Boden für eine gute Geschwisterbeziehung.

Geschwister sind komplementäre Primärobjekte neben den Eltern; das heißt, es entwickelt sich eine eigene Bindungsqualität, die zusätzlich, manchmal aber auch kompensatorisch als Schutzfaktor zur Verfügung steht. Dabei ist Streit unter Geschwistern eine notwendige Form der Kommunikation und der Erfahrung, dass man sich ähnlich und nah ist, aber auch, dass man verschieden ist und Konflikte miteinander lösen kann.

Frühe Interaktionen prägen das präverbale Selbstempfinden noch vor der Entwicklung der Sprache und des verbalen Selbst. Beide Geschwister können davon profitieren. Geschwister sind einander körperlich, emotional und kognitiv ähnlicher als den erwachsenen Eltern und damit ein wechselseitig arbeitender Entwicklungsmotor.

Nach der Geburt identifizieren sich die älteren Geschwister mit der Liebe der Eltern und zeigen fürsorgliches Verhalten, erkennen aber auch, dass sie nun die Liebe und Aufmerksamkeit der Eltern teilen müssen. Um diesen inneren Konflikt erträglicher zu machen, identifizieren sie sich auch mit dem Neugeborenen und zeigen wie gesagt eine regressive Verarbeitung, indem sie möglicherweise einnässen und wieder an der Brust der Mutter trinken wollen. Wenn es sich dabei um eine vorübergehende Phase handelt, gehören diese Verhaltensweisen in den Bereich der natürlichen Vorbereitung auf den nächsten Entwicklungsschub, nämlich die Bewusstwerdung des Unterschieds. Sie können und wissen mehr, sie haben manchmal in der ersten Zeit nach der Geburt eine stärkere Bindung zum Vater und sie haben vielleicht schon außerfamiliäre Erfahrungsräume wie eine Kita.

Geschwister entwickeln zunehmend ihre eigene Welt aus Realität und Fantasie, denn beim Spielen verbringen sie später mehr Zeit miteinander als mit den Eltern. Die Art und Weise, wie Rivalitäten ausgetragen werden, trägt entscheidend dazu bei, wie sich die Qualität der Beziehung entwickelt. In dem Maße, in dem sie ihre Konflikte zunehmend selbst aushandeln können, entwickelt sich ein implizites Beziehungswissen: Diese zunächst unbewussten Erfahrungen fördern das Verständnis für eigene und fremde Bedürfnisse.

Schon sehr kleine Kinder zeigen starke Reaktionen auf Kummer und Ungerechtigkeit. Aus der inneren Verbundenheit erwächst aber auch die Kraft, sich zu behaupten und sich nach einem Streit wieder zu versöhnen. Diese inneren Kräfte, die Beziehungen erhalten, können sich aber nur dann entfalten, wenn die Kinder ihre Konflikte auch weitgehend allein aushandeln können. Dies entwickelt sich mit der Zeit. Eltern sollten darauf vertrauen und nicht zu vorschnell Partei für das jüngere Kind ergreifen. Aber eine altersgemäße Behandlung trägt dazu bei, dass sich ein flexibles Gerechtigkeitserleben ergibt: Ein krankes Kind benötigt – vorübergehend – mehr Zuwendung. Wenn auf diese Weise die horizontale Konfliktpotenz durch eine gute Streitkultur heranreifen kann, bilden Geschwister die verlässlichste zwischenmenschliche Ressource im Lebensverlauf.

Die Herausforderung für die Eltern besteht darin, ihre eigenen Geschwistererfahrungen nicht auf ihre Kinder zu übertragen. Jedes Kind individuell und als einen neuen Menschen zu betrachten, kann dabei ein gutes Denkmodell sein. Auch Zwillinge machen in ihren Familien unterschiedliche Erfahrungen, die sie zu individuellen Persönlichkeiten formen. Für alle Eltern ist es nicht leicht, alters- und geschlechtsspezifisch zu erziehen und dabei jedes Kind als etwas Einzigartiges zu sehen, das von genau diesen seinen Eltern ein Leben lang innerlich und äußerlich begleitet wird.

Die Weitergabe der empfangenen Zuwendung an die nächste Generation ist dabei die zentrale Botschaft. Das Geben und Nehmen hat familiendynamisch dort den besten intergenerationalen Fluss, wenn die Kinder das, was sie von ihren Eltern bekommen haben, an ihre eigenen Kinder weitergeben können. Dies setzt natürlich voraus, dass einerseits die Großeltern keine überzogenen Forderungen an ihre Kinder adressieren und andererseits die jungen Eltern keine Ansprüche an ihre Eltern geltend machen, die nicht mehr erfüllt werden können.

Den Sieg des Guten über das Schlechte feiern

Gerade nach traumatischen Geburten und schwierigen Lebenserfahrungen rund um die Geburt kann es vorkommen, dass auch Kindergeburtstage für die Eltern zu einer Herausforderung werden. Dies nicht nur als den Jahrestag eines schmerzhaften Erlebnisses zu sehen, sondern den Sieg des Lebens und des Guten im Schlechten zu feiern, kann eine Familie zusammenschweißen. Feiern ist ohnehin wichtig für die Psychohygiene und das anhaltende Wohlbefinden. Feiern im Sinne von »Wir können dankbar sein, wir haben etwas Belastendes überstanden, wir klopfen uns auf die Schulter für jeden Schritt, den wir geschafft haben«.

Wenn es uns gelungen ist, trotz aller Irritationen in den ersten Lebensjahren unserer Kinder eine starke und sichere Bindung zu ihnen aufzubauen, geben wir ihnen das Wertvollste mit auf den Weg, was sie in ihrem eigenen Leben schützen und stärken kann. Wenn wir Vertrauen in die Entwicklung unserer Kinder haben und pflegen und sie ihr eigenes Leben leben lassen, geben wir ihnen Selbstvertrauen und emotionalen Halt. Das ist die Hoffnung, die mich antreibt, und die Zuversicht für die Zukunft.

> Kinder und ihre Familien entwickeln sich im Laufe der Zeit immer weiter. Um schwierige Startbedingungen auszugleichen, ist es immer wieder notwendig, eine positive Bindungsentwicklung zu unterstützen.
> Die Solidarität unter Frauen ist dabei eine wünschenswerte Ressource. Es gibt Mütter, die sich auf die Erziehung ihrer Kinder konzentrieren (müssen) – manche nennen sie »Familienfrauen« –, und es gibt Mütter, die schnell wieder in den Beruf zurückkehren wollen. Auch Väter suchen sich unterschiedliche Rollen, die sie für ihre Kinder einnehmen wollen. Die Akzeptanz verschiedener Lebensentwürfe sollte für uns alle selbstverständlich sein.
> Irgendwann nehmen die Kinder ihr Schicksal dann selbst in die Hand. Im Vertrauen darauf, dass wir Eltern ihnen das gegeben haben, was wir angesichts der Umstände zu geben vermochten, können wir uns irgendwann zurücklehnen und auf die Kraft, die Energie und die Wirksamkeit der nächsten Generation vertrauen.

Epilog

An dieser Stelle sollte alles gesagt sein, dennoch möchte ich eine Ermutigung und Botschaft noch einmal verstärken. Nietzsches »Was uns nicht umbringt, macht uns stärker« und die Volksweisheit »Die Zeit heilt alle Wunden« sind im Zusammenhang mit schwierigen Schwangerschaften, bedrohlichen Geburtsverläufen und einer gestörten postnatalen Entwicklung ebenso wahr wie wenig hilfreich. Im positiven Sinne könnte es uns ermutigen, die Verletzungen hinter uns zu lassen, Vertrauen in die Zukunft zu haben und optimistisch zu sein, dass wir diese Erlebnisse verarbeiten können, dass sie in den Hintergrund treten und überlagert werden von all dem Guten, das uns widerfährt, und dass wir gestärkt aus einer schwierigen Zeit hervorgehen können.

Ja, zum Glück trifft dies für viele zu, denn der Mensch ist ein Traumabewältiger, und die Resilienzforschung zeigt uns, dass soziale Einbindung, mindestens eine verlässliche Bezugsperson und ein gutes Selbstwertgefühl helfen können, ein seelisch ausgeglichenes, erfülltes Leben zu führen.

Auf der anderen Seite birgt es die Gefahr, etwas, das uns schmerzt, auszublenden, nicht ernst zu nehmen und nicht hinschauen zu wollen. Und gerade deshalb möchte ich uns alle ermutigen, den eigenen Lebensbeginn und den unserer Kinder auch kritisch zu betrachten. Vielleicht versöhnt uns gerade das mit der Vergangenheit.

Biografiearbeit bedeutet immer auch, sich mit Widrigkeiten auseinanderzusetzen, sie als Teil unseres Lebens zu begreifen und damit seelisch zu integrieren. Ich finde es völlig legitim, zum Beispiel die Angst vor dem Verlassenwerden zu akzeptieren, vielleicht sogar zu begrüßen: »Da bist du wieder, ich kenne dich und ich weiß, wo du herkommst. Du willst mir sagen, dass es schwer war, als Säugling zu verstehen, warum meine Mutter nicht zurückkam, nachdem sie mich allein in mein Bett gelegt hatte, und dass sie glaubte, jedes Kind könne schlafen lernen. Vielleicht weiß ich, dass ich jedes Mal, wenn es mir schlecht geht, etwas zu essen oder Zum-in-den-Mund-Nehmen brauche, weil meine Mutter mich immer gestillt hat, wenn ich mich als Baby unwohl gefühlt habe, egal, ob ich Hunger hatte oder nicht. Vielleicht kann ich damit leben, dass ich in überraschenden neuen Situationen erst einmal viel Kontrolle ausübe, um nicht in Panik zu geraten. Auch das kann mit dem Kontrollverlust rund um die Geburt zu tun haben.«

Ich wünsche allen, die sich mit diesen Erfahrungen rund um die Geburt auseinandersetzen wollen, einen guten und verständnisvollen Gesprächspartner. Allen Eltern wünsche ich Zuversicht in der Auseinandersetzung mit der Geburt ihres Kindes.

Als Mutter, Großmutter und Frau, die in ihren Sechzigern steht, wird mir immer klarer, dass Akzeptanz, Weisheit und Barmherzigkeit uns helfen, positiv auf unser Leben zurückzublicken. Ich hoffe, mit diesem Buch einen Beitrag dazu geleistet zu haben, dass Kinder, Eltern und Familien die Zeit vor, während und nach der Geburt so sehen, wie sie war, und sich mit dem versöhnen, was nicht optimal gelaufen ist.

Ich wünsche allen psychosozialen und medizinischen Fachkräften, die mit der Zeit rund um die Geburt zu tun haben, eine hohe Sensibilität und ein waches Bewusstsein dafür, dass es nicht egal ist, wie wir geboren werden.

Anhang

Glossar

Abort(us): Abgang, Fehlgeburt.

Achtmonatsangst: die Angst eines Kindes, wenn die erste Bezugsperson es verlässt und das Kind fremden Personen mit starkem Misstrauen, Abneigung oder Angst begegnet. Sie tritt in der Regel erstmals im Alter von acht Monaten auf, wenn sich »Fremdeln« entwickelt.

Apgar-Werte: Der Apgar-Score ist ein Punkteschema, das der klinischen Beurteilung der Anpassung eines Neugeborenen an das Leben außerhalb der Gebärmutter dient.

Anamnese: das Erfragen und die Aufzeichnung der Beschwerden und (Leidens-)Geschichte von Patient*innen.

Ausschabung: operativer Eingriff, bei dem die Gebärmutterschleimhaut oder Teile davon entfernt werden (Fachbegriff: Kürettage).

Babyklappe: Vorrichtung, mit deren Hilfe Neugeborene anonym bei einer Institution abgegeben werden können, um Aussetzungen oder Tötungen Neugeborener zu verhindern.

Beckenendlage (BEL): Statt des Kopfes zeigen das Gesäß oder die Füße des Fötus im Mutterleib nach unten.

Bonding: der enge Hautkontakt zwischen Mutter und Kind direkt nach der Geburt.

Doula: ausgebildete Begleitperson, die emotionale und physische Unterstützung während der Schwangerschaft, Geburt und im Wochenbett bietet.

Dreimonatskoliken: Babys mit Dreimonatskoliken schreien überdurchschnittlich häufig und lang anhaltend. Früher dachte man, Bauchschmerzen seien der Grund dafür.

Dyade > Mutter-Kind-Dyade.

Embryo: Mensch in der Frühphase seiner Entwicklung (die ersten acht Wochen nach der Befruchtung).

Epigenetik: Teilgebiet der Biologie, das als Bindeglied zwischen Umwelteinflüssen und den Genen gilt.

Fear of Childbirth (FoC): geburtsbedingte Ängste der Mutter. Oft Grund für die Durchführung eines Wunschkaiserschnitts. > Sectio caesarea.

Fetus > Fötus.

Fertilisation: Befruchtung. > In-vitro-Fertilisation.

Fertilität: Fruchtbarkeit.

Follikel: bläschenartiges Gebilde im Innern der Eierstöcke, in dem eine Eizelle heranreift.

Fötus: Ungeborenes ab der neunten Woche nach der Befruchtung, wenn die Entwicklung weiter fortgeschritten ist und die Organe und Systeme weiter ausreifen, bis zur Geburt. > Embryo.

Geburt, kleine: medizinischer Prozess einer Fehlgeburt oder einer Schwangerschaftsunterbrechung, bei dem der Fötus vor der 24. Schwangerschaftswoche ausgestoßen wird. Der tote Fötus muss geboren werden, denn er kann nach der 12. Schwangerschaftswoche nicht mehr abgesaugt werden.

Geburt, stille: auch »intrauteriner Fruchttod« genannt. Geburt eines toten Kindes nach der 24. Schwangerschaftswoche. Der Fötus wird auf natürlichem Weg oder durch medizinische Eingriffe geboren, obwohl er bereits im Mutterleib bereits verstorben ist.

Genogramm: In der systemischen Therapie wie der Familien-Aufstellung verwendet man ein Genogramm, wenn man die Beziehungen und Muster innerhalb einer Familie aufzeigen will. Das Genogramm ähnelt einem Stammbaum, es enthält aber zusätzliche Informationen über emotionale Bindungen, Konflikte und bedeutende Ereignisse in den Biografien der Familienmitglieder. Dies soll Therapeuten und Klienten helfen, historische und generationenübergreifende Muster zu erkennen, die aktuelle Probleme und Dynamiken beeinflussen (können).

HELLP-Syndrom: schwere Komplikation der > Präeklampsie mit Zerstörung roter Blutkörperchen, erhöhten Leberenzymen und niedriger Thrombozytenzahl (Blutplättchen). Das Akronym HELLP steht für Hämolyse (H), Erhöhung der Leberenzyme (EL, *elevated liver enzymes*) und Thrombozytopenie (LP, *low platelet count*).

informed consent: informierte Einwilligung. Der Patient wird vor einer medizinischen Behandlung oder einem Eingriff vollständig über den Zweck, die Vorgehensweise, die möglichen Risiken und Alternativen informiert und gibt seine Zustimmung.

In-vitro-Fertilisation (IVF): in einem Reagenzglas durchgeführte Befruchtung. (*In vitro* heißt »im Glas«.) Der Frau werden befruchtungsfähige Eizellen entnommen. Diese werden in eine Nährlösung gegeben und mit den Samenzellen ihres Partners befruchtet.

Kaiserschnitt > Sectio caesarea, > Sectio, primäre, > Sectio, sekundäre.

Känguru-Methode: Man legt das nur mit einer Windel bekleidete Neugeborene abgedeckt für einige Stunden auf die nackte Brust der Mutter oder des Vaters.

Kinkeeper: Person, die innerhalb einer Familie oder Gemeinschaft dafür verantwortlich ist, die sozialen Bindungen und Verbindungen aufrechtzuerhalten.

Kürettage > Ausschabung.

Kristeller-Handgriff: mit den Händen der Geburtshelfer ausgeführter Druck auf die Gebärmutter während der Presswehen, um die Geburt zu beschleunigen. Von der WHO und den Fachgesellschaften *nicht* empfohlen.

Mutter-Kind-Dyade: Zweierbeziehung von Mutter und Kind.

Mutter-Vater-Kind-Triade: Dreierbeziehung von Eltern und Kind.

Nachgeburt: Mutterkuchen (> Plazenta) mit Fruchtblase und restlicher Nabelschnur, die aus der Gebärmutter ausgestoßen wird.

Neonatologie: Spezialbereich der Kinder- und Jugendmedizin, der sich mit den typischen Erkrankungen von Neugeborenen und mit der Behandlung von Frühgeborenen befasst.

Objektkonstanz: das Wissen darüber, dass Personen oder Objekte weiterexistieren, auch wenn sie sich außerhalb des Wahrnehmungsfelds befinden.

ödipale Triangulierung: dynamische Beziehung zwischen Mutter, Vater und Kind, bei der das Kind eine emotionale und psychosexuelle Bindung zu einem Elternteil entwickelt (häufig zur Mutter) und den anderen Elternteil (häufig den Vater) als Rivalen betrachtet. Dieser Konflikt ist ein wichtiger Bestandteil der psychosexuellen Entwicklung und wird oft als »Ödipuskomplex« bezeichnet. Konzept aus der Psychoanalyse, insbesondere der Theorie von Sigmund Freud. Wird bei allen Kindern beobachtet, vor allem in Konkurrenz zum gleichgeschlechtlichen Elternteil.

Oxytocin: Bindungshormon, »Liebeshormon«.

PDA > Periduralanästhesie.

PEKiP: Prager Eltern-Kind-Programm. Ein Angebot für Eltern und ihre Babys, die sich in den ersten Lebensmonaten befinden. Dabei liegen die Babys ohne Kleidung auf warmen Matten, während die Eltern sie spielerisch anregen und beobachten, was die Sinnesentwicklung und die Bindung zwischen Eltern und Kind fördern soll.

Periduralanästhesie (PDA): regionale Betäubung, bei der ein Schmerzmittel in den Bereich um das Rückenmark injiziert wird.

perinatal: im Rahmen einer Geburt, »um die Geburt herum«.

Plazenta: »Mutterkuchen«. Unter anderem versorgt die Plazenta das ungeborene Kind mit Sauerstoff und Nährstoffen und entsorgt Abfallprodukte, die der kindliche Kreislauf produziert.

postnatal: nach der Geburt.

Präeklampsie: schwangerschaftsbedingte Erkrankung, die durch Bluthochdruck und Eiweiß im Urin gekennzeichnet ist.

pränatal: vor der Geburt.

Prolaktin: Hormon, das unter anderem die Muttermilchbildung und die Bindungsbereitschaft fördert.

prozedurales Gedächtnis: Verhaltensgedächtnis. Enthält implizites Wissen aus dem Bereich der automatisierten Handlungs- und Bewegungsabläufe.

PTBS: posttraumatische Belastungsstörung.

Regenbogenbabys: Kinder, die nach einer > kleinen oder > stillen Geburt, also aus Folgeschwangerschaften, geboren werden.

Replacement Child Syndrome: Ersatzkindsyndrom. Bei einem Kind, das nach dem Tod eines anderen Kindes geboren wird, besteht das Risiko, dass elterliche Gefühle und Erwartungen für das »ideale« Kind, das starb, die Gefühle für dieses nächste Kind überlagern.

Resilienz: (seelische) Widerstandskraft, Belastbarkeit.

Rooming-in: Das Neugeborene verbringt die meiste Zeit im Zimmer der Mutter und schläft dort.

Roses Revolution: eine im Jahr 2011 in Spanien ins Leben gerufene internationale Bewegung, die gegen Gewalt und Missbrauch im Rahmen von Geburtshilfe protestiert.

Rückbildungskurse: spezielle Kurse für Frauen nach der Geburt, die darauf abzielen, den Beckenboden und andere durch die Schwangerschaft und Geburt beanspruchte Muskelgruppen zu stärken und zu straffen.

Samenspende, donogene: auch »donogene« oder »heterologe Insemination« genannt. Befruchtung mit einer Fremdspende von Samen beziehungsweise Eizellen.

Samenspende, homologe: auch »homologe Insemination« genannt. Befruchtung mit den Spermien des Ehepartners oder Partners einer festen, auf Dauer angelegten Partnerschaft. Das Wort »homolog« steht in der Biologie für »stammesgeschichtlich übereinstimmend, von entwicklungsgeschichtlich gleicher Herkunft«.

Sterneneltern: »verwaiste« Eltern von > Sternenkindern.

Sternenkinder: Kinder, die nicht ausgetragen beziehungsweise tot geboren wurden.

Salutogenese: »Gesundwerdung«. Konzept, das sich mit der Entstehung und Erhaltung von Gesundheit beschäftigt. Es fragt, welche Faktoren Menschen gesund halten, statt sich nur auf die Ursachen von Krankheiten (Pathogenese) zu konzentrieren.

S3-Leitlinie »Die vaginale Geburt am Termin«: medizinische Leitlinie aus dem Jahr 2020, die von der Arbeitsgemeinschaft der Wissenschaftlichen Medizinischen Fachgesellschaften (AWMF) erstellt wurde und den aktuellen Wissensstand über die vaginale Geburt am Termin zusammenfasst.

Sectio caesarea > Kaiserschnitt, > Fear of Childbirth (FoC).

Sectio, primäre: geplanter Kaiserschnitt.

Sectio, sekundäre: Notkaiserschnitt, Kaiserschnitt unter Wehen.

Symbiose: Im Zusammenhang mit Mutter und Kind beschreibt der Begriff die enge, oft gegenseitig vorteilhafte Beziehung zwischen den beiden.

somatoform: Der Begriff bezieht sich auf körperliche Symptome, die keine klar identifizierbare physische Ursache haben.

Triade > Mutter-Vater-Kind-Triade.

Triangulierung: Herstellung der Dreierbeziehung zwischen Vater, Mutter und Kind. > Mutter-Vater-Kind-Triade.

Trimester: Schwangerschaftsdrittel, einer der drei gleich langen Zeitabschnitte der normalen Schwangerschaft, auch als »Trimenon« bezeichnet.

Uterus: Gebärmutter, weibliches Geschlechtsorgan, in dem die befruchteten Eizellen vor der Geburt zu einem Embryo beziehungsweise Fötus heranreifen.

Wochenbettdepression: Form der Depression, die bei einigen Müttern (und auch Vätern) nach der Geburt eines Kindes auftreten kann.

Weiterführende Literatur und Quellen

Vorwort

Bundesministerium für Gesundheit (2017): *Nationales Gesundheitsziel – Gesundheit rund um die Geburt.* PDF, www.bundesgesundheitsministerium.de/service/publikationen/details/nationales-gesundheitsziel-gesundheit-rund-um-die-geburt.html (Zugriff am 26.2.2025)

Geburtserleben unter widrigen Umständen

Austermann, A. R., und Austermann, B. (2006): *Das Drama im Mutterleib. Der verlorene Zwilling. Ein Lösungsbuch.* Berlin: Königsweg

AWMF online (2021): *Die vaginale Geburt am Termin.* Arbeitsgemeinschaft der Wissenschaftlichen Medizinischen Fachgesellschaften e. V., https://register.awmf.org/de/leitlinien/detail/015-083 (Zugriff am 17.2.2025)

AWMF online (2022): *S2k-Leitlinie Sars-CoV-2 in der Schwangerschaft, Geburt und Wochenbett,* https://register.awmf.org/de/leitlinien/detail/015-092 (abgerufen am 19.2.2025)

Bergold, M., Buschner, A., Mayer-Lewis, B. und Mühling, T. (2017): *Familien mit multipler Elternschaft. Entstehungszusammenhänge, Herausforderung und Potenziale.* Berlin/Toronto: Barbara Budrich

Bering, R. und Eichenberg, C. (Hrsg.) (2021): *Die Psyche in Zeiten der Corona-Krise.* Stuttgart: Klett-Cotta

Bourquin, P. und Cortés, C. (2016): *Der allein gebliebene Zwilling.* Leck: Innenwelt

Brock, I. (2020): *Geschwister verstehen. Professionelle Begleitung von Kindern und Erwachsenen.* München: Reinhardt

Fuchs, I. (2021): *Früher Kindsverlust und Folgeschwangerschaft. Psychotherapie und psychologische Begleitung.* München: Reinhardt

Hagenbeck, C. et al. (2020): Schwangerschaft, Geburt und Wochenbett mit SARS-CoV-2 und COVID-19, *Gynäkologie aktuell,* 53, S. 614–623, https://link.springer.com/article/10.1007/s00129-020-04637-9 (Zugriff am 12.3.2025)

Hansen-Krewer, C. (2021): *Stille Geburten sind auch Geburten und Sterneneltern sind auch Eltern.* Norderstedt: BoD

Hartmann, K. und Kruse, M. (2022): *Gewalt in der Geburtshilfe: erkennen > reflektieren > handeln.* Berlin: Elwin Staude

Hildebrandt, S., Blazy, H., Schacht, J. und Bott, W. (2014): *Kaiserschnitt – zwischen Traum und Trauma, Wunsch und Wirklichkeit.* Heidelberg: Mattes

Högemann, L. (2024): *So wollte ich mein Kind nicht zur Welt bringen! Was Frauen für eine selbstbestimmte Geburt wissen müssen.* Berlin: Ullstein

Jurgelucks, C. (2004): *Kaiserschnitt – Wunsch, Erlösung oder Trauma?* Frankfurt a. M.: Mabuse

Lebersorger, K. J. (2022): *»Bin ich ein Klon-Kind?« Beratung, Begleitung und Psychotherapie nach Kinderwunschbehandlung.* Frankfurt a. M.: Brandes + Apsel

Lindner, E. (2024): *Mutter ohne Kind. Das Tabu Fehlgeburt und was sich ändern muss.* Stuttgart: J.G. Cotta'sche Buchhandlung

Marx, R. und Scheerer, A. K. (Hrsg.) (2019): *Auf neuen Wegen zum Kind. Chancen und Probleme der Reproduktionsmedizin aus ethischer, soziologischer und psychoanalytischer Sicht.* Gießen: Psychosozial-Verlag

Müller-Rieckmann, E. (2020): *Das frühgeborene Kind in seiner Entwicklung.* München: Reinhardt

Mundlos, C. (2015): *Gewalt unter der Geburt. Der alltägliche Skandal.* Marburg: Tecum

Odent, M. (2014): *Generation Kaiserschnitt.* München: Kösel

Reichert, J. und Rüdiger, M. (Hrsg.) (2013): *Psychologie in der Neonatologie. Psychologisch-sozialmedizinische Versorgung von Familien Frühgeborener.* Göttingen: Hogrefe

Ruppert, F. (2014): *Frühes Trauma – Schwangerschaft, Geburt und erste Lebensjahre.* Stuttgart: Klett-Cotta

Sarimski, K. (2021): *Frühgeburt als Herausforderung. Psychologische Beratung als Bewältigungshilfe.* Göttingen: Hogrefe

Summers, M. (2023): *Grenzerfahrung Frühgeburt. Eine Interviewstudie über das Erleben der Eltern.* Gießen: Psychosozial-Verlag

TK – Die Techniker (2019): *Kindergesundheitsreport. Eine Routineanalyse zu mittelfristigen Auswirkungen von Kaiserschnitt und Frühgeburt.* 8/2019, www.tk.de/resource/blob/2061920/46a72c44a7257fd444006d1344a0e5c3/2019-studie-kindergesundheitsreport-data.pdf (Zugriff am 17.2.2025)

Venturini, D. (2019): *Kaiserschnitt, vaginale und natürliche Geburt.* Wiesbaden: Springer

Psychodynamik der Geburt – Zum psychologischen Verständnis

Alberti, B. (2008): *Die Seele fühlt von Anfang an. Wie pränatale Erfahrungen unsere Beziehungsfähigkeit prägen.* München: Kösel

Brisch, K. H. (2013): *Schwangerschaft und Geburt.* Stuttgart: Klett-Cotta

Bundesministerium für Gesundheit (2017): *Nationales Gesundheitsziel – Gesundheit rund um die Geburt.* PDF, www.bundesgesundheitsministerium.de/service/publikationen/details/nationales-gesundheitsziel-gesundheit-rund-um-die-geburt.html (Zugriff am 26.2.2025)

Garstick, E. (2013): *Junge Väter in seelischen Krisen.* Stuttgart: Klett-Cotta

Gloger-Tippelt, G. (1988): *Schwangerschaft und erste Geburt. Psychologische Veränderungen der Eltern.* Stuttgart: Kohlhammer

Israel, A. und Enriquez de Salamanca, C. (2023): *Vom phantasmatischen Kind zum realen Baby. Pränatale Erfahrungen, Geburt und postnatales Erleben.* Gießen: Psychosozial-Verlag

Janus, L. (2015): *Geburt.* Gießen: Psychosozial-Verlag

Renggli, F. (2018): *Früheste Erfahrungen – ein Schlüssel zum Leben. Wie unsere Traumata aus Schwangerschaft und Geburt ausheilen können.* Gießen: Psychosozial-Verlag

Schäfer, E., Abou-Dakn, M. und Wöckel, A. (2008): *Vater werden ist nicht schwer? Zur neuen Rolle des Vaters rund um die Geburt.* Gießen: Psychosozial-Verlag

TK – Die Techniker (2019): *Kindergesundheitsreport. Eine Routineanalyse zu mittelfristigen Auswirkungen von Kaiserschnitt und Frühgeburt.* 8/2019, www.tk.de/resource/blob/2061920/46a72c44a7257fd444006d1344a0e5c3/2019-studie-kindergesundheitsreport-data.pdf (Zugriff am 21.2.2025)

Positive Geburtserfahrungen ermöglichen

Auhagen-Stephanos, U. (2017): *Der Mutter-Embryo-Dialog. Fruchtbarkeit und Unfruchtbarkeit im Spiegel der Psychotherapie.* Gießen: Psychosozial-Verlag

AWMF online (2021): *Die vaginale Geburt am Termin.* Arbeitsgemeinschaft der Wissenschaftlichen Medizinischen Fachgesellschaften e. V., https://register.awmf.org/de/leitlinien/detail/015-083 (Zugriff am 17.2.2025)

Brisch, K. H. (2013): *Schwangerschaft und Geburt.* Stuttgart: Klett-Cotta

Brock, I. (2020): *Geschwister verstehen. Professionelle Begleitung von Kindern und Erwachsenen.* München: Reinhardt

Hartmann, K. und Kruse, M. (2022): *Gewalt in der Geburtshilfe: erkennen > reflektieren > handeln.* Berlin: Elwin Staude

Högemann, L. (2024): *So wollte ich mein Kind nicht zur Welt bringen! Was Frauen für eine selbstbestimmte Geburt wissen müssen.* Berlin: Ullstein

Neumann, H. und Maier, B. (2019): *Geburt positiv erleben. Chancen und Grenzen moderner Entbindungsmöglichkeiten.* Berlin: Springer

Das Leben nach einer dramatischen Geburt

Brisch, K. H. (Hrsg.) (2019): *Familien unter Hoch-Stress. Beratung, Therapie und Prävention für Schwangere, Eltern und Säuglinge in Ausnahmesituationen.* Stuttgart: Klett-Cotta

Christ-Steckhan, C. (2005): *Elternberatung in der Neonatologie.* München: Reinhardt

DC:0–5 (2019): *Diagnostische Klassifikation seelischer Gesundheit und Entwicklungsstörungen der frühen Kindheit.* Stuttgart: Kohlhammer

Fraiberg, S. (2022): *Seelische Gesundheit in den ersten Lebensjahren. Studien aus einer psychoanalytischen Klinik für Babys und ihre Eltern.* Gießen: Psychosozial-Verlag

Harms, T. (2008): *Emotionelle Erste Hilfe. Bindungsförderung – Krisenintervention – Eltern-Baby-Therapie.* Gießen, Psychosozial-Verlag

Hildebrandt, S., Blazy, H., Schacht, J. und Bott, W. (Hrsg.) (2017): *Bindung und Geburt im transgenerationalen Kontext. Geburt als Resilienzfaktor seelischer Gesundheit – Seelische Gesundheit als Resilienzfaktor der Geburt.* Heidelberg: Mattes

Marcovich, M. und de Jong, T. M. (2008): *Frühgeborene – zu klein zum Leben? Geborgenheit und Liebe von Anfang an. Die Methode Marcovich.* München: Kösel

Pedrina, F. (2020): *Babys und Kleinkinder in Not. Psychopathologie und Behandlung.* Frankfurt a. M.: Brandes + Apsel

Heilsame Strategien für die Familie

Bergold, M., Buschner, A., Mayer-Lewis, B. und Mühling, T. (2017): *Familien mit multipler Elternschaft. Entstehungszusammenhänge, Herausforderung und Potenziale.* Berlin/Toronto: Barbara Budrich

Bloemeke, V. J. (2015): *Es war eine schwere Geburt. Wie schmerzliche Erfahrungen heilen.* München: Kösel

BMFSFJ (o. D.): *Übereinkommen über die Rechte des Kindes, VN-Kinderrechtskonvention im Wortlaut mit Materialien.* Berlin: Bundesministerium für Familie, Senioren, Frauen und Jugend

Dibbern, J. (2010): *Geborgene Babys.* Winsen: Anahita

Emerson, W. (2020): *Geburtstrauma. Die Auswirkungen der modernen Geburtshilfe auf die Psyche des Menschen.* Heidelberg: Mattes

Meissner, B. R. (2005): *Geburt. Ein schwerer Anfang leichter gemacht.* Winterthur/CH: Eigenverlag

NZFH (o. D.): *Suche frühe Hilfen in Ihrer Nähe.* Website des Nationalen Zentrums Frühe Hilfen, www.elternsein.info/fruehe-hilfen/suche-fruehe-hilfen (Zugriff am 25.2.2025)

Roth, G. (2017): *Transgenerationelle Weitergabe von Traumata.* PDF, https://shop.auditorium-netzwerk.de/detail/index/sArticle/9791 (Zugriff am 12.3.2025)

Schneewind, K. M. (2020): *Freiheit in Grenzen. Themen und Fallbeispiele zur Stärkung elterlicher Erziehungskompetenzen für Eltern mit Kindern im Vorschulalter.* Hamburg: tredition

Seligman, M. E. P. (2011): *Flourish: A Visionary New Understanding of Happiness and Well-being.* New York: Simon & Schuster; deutsch: *Flourish. Wie Menschen aufblühen.* München: Kösel, 8. Aufl. 2025

Wrzus, C. (2022): *Werden, wer ich bin. Psychologisches Wissen zur Persönlichkeitsentwicklung.* Berlin: Springer

Über die Autorin

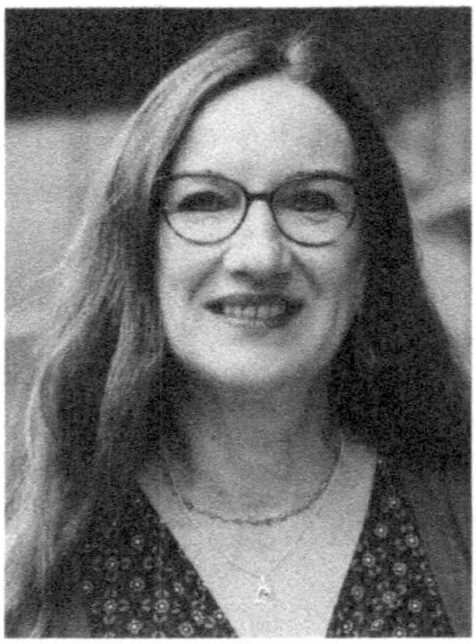
© privat

Dr. Inés Brock-Harder ist Erziehungswissenschaftlerin, Kinder- und Jugendlichenpsychotherapeutin, systemische Familientherapeutin und Lehrsupervisorin. Sie bildet Psychotherapeut*innen u. a. zum Schwerpunkt Schwangerschaft, Geburt und Wochenbett aus und ist in der Hochschullehre für Psychologie mit Lehr- und Forschungsschwerpunkt prä-, peri- und postnatale Psychologie tätig. Sie ist Vorsitzende des Bundesverbandes für Kinder- und Jugendlichenpsychotherapie e.V. (bkj) und arbeitet an der neuen S3-Leitlinie »Peripartale psychische Störungen« mit. Als Expertin erscheint sie regelmäßig in diversen Medien.